HC

JN494909

interRAI 홈케어 (HC) 평가 도구 및 매뉴얼

interRAI Home Care (HC) Assessment Form and User's Manual

9.1 버전
한국어판

John N. Morris, PhD, MSW[Chair]
Brant E. Fries, PhD
Roberto Bernabei, MD
Knight Steel, MD
Naoki Ikegami, MD, PhD
Iain Carpenter, MD
Ruedi Gilgen, MD
Jean-Noël DuPasquier, PhD
Dinnus Frijters, PhD
Jean-Claude Henrard, MD
John P. Hirdes, PhD
Pauline Belleville-Taylor, RN, MS

interRAI 평가 도구 및 시스템 개발 위원회
John N. Morris, PhD, MSW [Chair]
Katherine Berg, PhD, PT
Magnus Björkgren, PhD
Brant E. Fries, PhD
Dinnus Frijters, PhD
Ruedi Gilgen, MD
Len Gray, MD, PhD
Catherine Hawes, PhD
Jean-Claude Henrard, MD
John P. Hirdes, PhD
Gunnar Ljunggren, MD, PhD
Sue Nonemaker, RN, MS
Charles D. Phillips, PhD, MPH
Knight Steel, MD
David Zimmerman, PhD

역자
김홍수

NRF 한국연구재단

서울대학교 보건환경연구소
Institute of Health & Environment Seoul National University

interRAI™

서울대학교출판문화원

www.interRAI.org

Version 9.1 interRAI Korean Edition (adapted from 9.1 interRAI standard Edition)

Suggested Citation

Morris JN, Fries BE, Bernabei R, Steel K, Ikegami N, Carpenter I, Gilgen R, DuPasquier JN, Frijters D, Henrard JC, Hirdes JP, Belleville-Taylor P, Berg K, Björkgren M, Gray L, Hawes C, Ljunggren G, Nonemaker S, Phillips CD, Zimmerman D. interRAI Home Care (HC) Assessment Form and User's Manual. Version 9.1, Korean Edition (Trans. Kim, H). Washington, DC: interRAI, 2013.

감사의 글

interRAI 홈케어 평가 시스템은 Hebrew SeniorLife Institute for Aging Research in Boston의 Yvonne Anderson, Aleksandra Brenckle, Romanna Michajliw, Shirley Morris와 직원들, University of Waterloo의 Nancy Curtin-Telegdi와 CNR(Consiglio Nazionale Delle Ricerche) 직원들의 헌신과 도움이 없었다면 완성될 수 없었을 것입니다.

서울대학교 보건환경연구소 고령화인구보건센터의 지원에 감사합니다.

이 역서는 2010−2012년도 정부(미래창조과학부)의 재원으로 한국연구재단의 지원을 받아 수행된 기초연구 사업임(NRF-2010-0002802).

알림

포괄적이고 적절한 케어를 대신해 이 매뉴얼을 사용하는 것은 이 책의 저자들과 interRAI의 의도가 아닙니다. 이 책에 정확하고 최신의 정보를 담고자 최선의 노력을 기울였지만, 평가대상자의 담당 의사는 처방에 앞서 약물과 치료에 대한 이 책의 정보가 적절한지 반드시 확인해야 합니다.

www.interRAI.org에서 interRAI 홈케어 평가 시스템에 대한 추가 정보를 찾아보거나 의견을 남기실 수 있습니다.

특정 국가에 해당하는 예시들

이 책은 한국의 상황에 맞도록 수정된 예시를 포함하고 있습니다. 이 책에서 사용된 한국어는 한국의 공용어입니다.

interRAI 평가 도구 세트는 세계 어디에서나 사용될 수 있도록 설계되었으며 각국의 사정에 적합하게 수정될 수 있습니다. 한국어판에서 수정된 내용은 매뉴얼에서는 [한국]이라고 표시되어 있으며, 도구에서는 [예 — 한국]이라고 표시되어 있습니다.

이 도구를 사용하고자 하는 경우, interRAI는 각 나라의 실정에 맞는 도구와 매뉴얼 개발을 위해 라이선스 계약하에 협력할 수 있습니다. 이를 위해서는 publications@interRAI.org로 문의하시기 바랍니다.

역자 머리말

노인성 및 만성 질환의 증가에 따른 빠른 보건의료비의 상승을 어떻게 억제할 것인가는 우리나라를 포함해 인구 고령화를 경험하고 있는 여러 나라의 공통된 고민이다. 다양한 정책들이 실험되고 있으나 큰 원칙 중 하나는 지역사회 중심 보건의료체계로의 전환이다. 즉, 노인이나 만성질환자가 가능한 한 오랫동안 자신의 집에 머물면서 자신의 건강 상태를 관리할 수 있도록 지원하여 비용 부담이 큰 급성기 병원이나 장기요양기관 서비스 이용을 줄이도록 하는 것이다. 홈케어는 지역사회 중심 보건의료체계의 핵심적인 요소로, 국내외의 많은 연구가 홈케어의 중요성과 활성화 전략을 보고하고 있다.

이 책은 interRAI(www.interrai.org)가 홈케어 대상자의 상태와 서비스 요구를 파악하기 위해 개발한 *interRAI Home Care (HC) Assessment Form and User's Manual*의 한국어판이다. 이 책의 평가 도구는 홈케어 대상자의 건강과 기능 상태, 사회적 요구 및 가족 역량까지 체계적, 포괄적으로 평가할 수 있게 구성되어 있다. 무엇보다도 이 도구의 강점은 평가 내용을 다양하게 활용할 수 있다는 점이다. 과학적 근거에 기반을 둔 평가 문항으로부터 환자의 문제 목록을 작성하고 이를 바탕으로 서비스 계획을 세울 수 있으며, 홈케어 기관의 질 평가 지표를 산출할 수도 있다. 또 다른 독특한 강점은 도구의 확장성이다. interRAI 홈케어 평가 도구는 interRAI 평가 도구 세트 중 한 가지로, 19종에 이르는 다른 평가 도구들—장기요양시설 평가 도구, 급성기 케어 평가 도구, 호스피스 평가 도구 등—과 핵심 평가 문항들을 공유하고 있기에 함께 사용할 경우 케어의 연속성 확보의 토대가 되는 대상자 중심의 통합적 정보체계 구축이 가능하다. 즉, 2000년대 초반에 한국RAI연구회가 소개했던 한국어판 MDS-HC(홈케어용) 및 MDS 2.0(장기요양시설용)과 비교하면, 이들 초기 버전의 도구들은 개념적으로 동일한 평가 영역과 항목을 가지고 각 세팅에서 포괄적 평가에 초점이 있었던 반면, 본 『interRAI 홈케어 평가 도구 및 매뉴얼』, 그리고 함께 출간되는 『interRAI 장기요양시설 평가 도구 및 매뉴얼』은 실제로 공통적인 핵심 평가 문항들을 가지도록 포괄성뿐 아니라 연속성에 초점을 맞추어 새로이 개발되었다. interRAI 평가 도구 세트는 우리나라를 포함한 여러 나라가 인구고령화에 따른 의료복지체계 개혁의 지향점으로 삼고 있는 지역 중심의 노인통합보건복지시스템 구축의 실현 가능성을 구체화시켜 준다는 면에서 주목을 받고 있다.

2008년 장기요양보험의 도입과 함께 재가요양서비스가 제공되고 있으며, 노인 및 만성건강 문제를 가진 인구집단을 위한 지역사회 중심의 통합적 보건복지시스템 구축에 대한 논의가 활발한 현재 시점에서, 이 역서의 평가 도구가 보건의료 및 사회 서비스 제도의 발전을 위해 노력하는 연구자와 실무자들에게 유용하게 사용되기를 바란다. 역서를 출간하며 home care를 어떻게 번역해야 할지에 대해 많이 고민하였다. 현재 우리나라는 가정을 중심으로 한 건강서비스가 크게 보아도 세 가지 서로 다른 세팅—병원, 보건소, 장기요양보험 하의 재가시설—에서 가정간호, 방문간호, 재가요양 등의 서로 다른 이름으로 제공되고 있기 때문이다.

이 용어 중 하나를 선택할 경우 의도치 않게 나머지를 배제하는 상황이 되어, 이를 피하기 위해 interRAI 홈케어 평가 도구라고 옮기게 되었다.

이 책에 견본으로 제시된 평가 도구는 interRAI가 저작권을 가지고 있다. interRAI는 이 도구 활용을 통해 노인들의 건강과 삶의 질 향상을 도모하고자, 정부나 요양기관에게 저작권료 없이 라이센스를 제공하는데, 서면으로 도구 사용 허가를 얻는 과정이 필요하다. 이는 interRAI의 한국 associate fellow인 역자를 통해 가능하므로, 관심이 있는 분들은 interrai.korea@gmail.com으로 연락 주시기 바란다.

책이 나오기까지 많은 분의 도움이 있었다. 특히 한국어판 번역을 허가해 준 interRAI의 Brant Fries 회장, 초벌 번역에 도움을 준 성문희, 윤주영, 최은솔, 정영일 학생, 출간을 결정하고 여러 가지로 배려해 준 서울대학교출판문화원에 깊이 감사드린다. 한국에서 interRAI 도구의 소개와 활용에 큰 역할을 하신 김창엽, 김선민, 윤종률, 이지윤 선생님께도 감사드린다. 영어로 된 원 도구를 한국 상황을 고려하여 정확하면서도 자연스러운 한국어로 옮기고자 세심한 번역과 역 번역의 과정을 거쳤지만, 독자들이 보시기에 어색하거나 뜻이 명확지 않은 부분이 있을 것이다. 역서의 부족한 부분을 지적해 주시면 감사히 받아 향후 수정, 보완하고자 한다. 이 역서는 한국연구재단의 연구비 지원으로 이루어졌다.

2013년 8월 20일
김홍수
서울대학교 보건대학원 부교수

interRAI 홈케어 평가 시스템 및 관련 자료 개발

다양한 국가 출신의 임상 전문가 및 연구자들로 구성된 interRAI 펠로우들은 1993년에 RAI 홈케어 평가 도구의 첫 번째 버전을 개발하기 시작하였다. 그리고 첫 번째 버전의 업데이트 버전들(Version 1.7, Version 1.10a, Version 1.11)이 1994~1997년에 출시되었다. 이 도구들은 북미, 유럽, 아시아에서 널리 사용되어 왔다.

전체적인 시스템이 대폭 개정되고 업데이트되어 1999년에 "Version 2.0"이 출시되었다. 일부 문항들은 삭제되었고, 일부는 변경되었으며, 몇몇 문항이 추가되었다. 기본적인 평가 기간은 7일에서 3일로 줄어들었다. 문제선정기준(triggers)은 간소화되었으며, 30개의 임상 평가 지침(CAPs)의 내용은 업데이트되었다.

interRAI는 2001년에 interRAI의 모든 도구가 공통된 문항 및 정의를 포함하도록 만드는 재설계에 착수하였다. 이렇게 대폭적으로 개정된 홈케어 평가 도구가 interRAI 홈케어 평가 도구이다.

본 사용자 매뉴얼에 포함되어 있지는 않지만, 다음과 같은 다양한 보충 자료들이 있다. (1) ADL, 인지, 의사소통, 통증, 기분 같은 요약 지표(summary indicators)의 산출을 위한 표준화된 점수산출 체계, (2) 평가대상자에게 적합한 케어 경로(care pathways)를 알아내기 위한 스크리닝 시스템(the MI-Choice©), (3) 평가대상자들을 서비스 사용 정도/중증도에 따라 배치하는 환자분류 시스템(RUG-III), (4) 영어 외의 다른 언어로 번역된 interRAI 홈케어 평가 시스템, (5) 자료 입력 및 임상 평가 지침(Clinical Assessment Protocols: CAPs) 산출을 위한 다양한 소프트웨어 시스템

interRAI 홈케어 평가 시스템은 케어가 필요한 대상자의 상태를 평가하고 모니터하기 위한, interRAI가 보유하고 있는 일련의 통합된 평가 도구 중 하나이다. 이외의 평가 및 문제 평가 도구로는 interRAI 장기요양시설 평가 시스템(LTCF Assessment System), interRAI 후급성기 평가 시스템(PAC Assessment System), interRAI 정신건강 평가 시스템(MH Assessment System), interRAI 지역사회 정신건강 평가 시스템(CMH Assessment System), interRAI 완화케어 평가 시스템(PC Assessment System), interRAI 급성기 케어 평가 시스템(AC Assessment System), interRAI 지적장애 평가 시스템(ID Assessment System)이 있다.

목차

Part I

interRAI 홈케어 평가 시스템

서론

전 세계적으로 인간의 수명은 점차 길어지고 출생률은 감소하고 있다. 65세 이상 인구, 그리고 전체 인구 중 노인 인구가 차지하는 비율이 모두 급속히 증가하고 있다. 예를 들어 이탈리아는 역사상 처음으로 20세 미만의 인구보다 65세 이상의 인구가 많아졌다. 선진국 대부분에서 특히 80세 이상 인구의 증가가 매우 두드러진다. 재정적으로 가능한 방식으로 지역사회 중심 케어 수요에 부응하도록 보건의료 전달 시스템을 향상시키는 것은 우리 시대의 가장 큰 과제 중 하나이다.

interRAI 홈케어 평가 시스템

interRAI 홈케어 평가 시스템은 세계 어디서나 지역사회를 기반으로 한 서비스와 케어의 포괄적인 계획 방법을 알려주는 시스템으로써 사용하기 편하고, 신뢰할 수 있으며, 사람 중심의 시스템으로 설계되었다. 평가대상자의 필요, 강점, 선호를 평가함으로써 대상자의 기능과 삶의 질에 초점을 맞추고 있다. 또한 적절한 시기에 의뢰가 이루어질 수 있도록 한다. 그리고 여러 번 평가를 수행할 경우 서비스나 케어에 대한 평가대상자의 반응인 성과 기반 평가(outcome-based assessment)의 기초 자료가 된다. interRAI 홈케어 평가 시스템은 만성적인 케어 필요를 가진 평가대상자뿐만 아니라 후급성기 케어가 필요한 대상자(예: 병원 퇴원 이후 또는 'hospital-at-home' 상황)를 평가하는 데에도 사용될 수 있다. 그리고 interRAI 홈케어 평가 도구는 다른 interRAI 평가 및 문제 발견 도구들과 호환되도록 설계되었는데, 이러한 호환성은 다양한 의료 환경 내에서 일관된 건강 평가를 통해 케어의 연속성을 향상시키고, 단절된 케어 제공 장소 중심의 평가(site-specific assessments)가 아닌 사람 중심의 평가(person-centered evaluation)를 촉진한다.

interRAI 홈케어 평가 시스템은 평가 도구, 평가 도구 작성 방법을 보여주는 본 매뉴얼, 임상 평가 지침(Clinical Assessment Protocols: CAPs)으로 구성되어 있다.

interRAI 홈케어 평가 도구는 서비스 제공자들이 평가대상자들의 기능, 정신 및 신체 건강, 사회적 지지, 서비스 이용의 주요 영역들에 대한 평가를 할 수 있게 하는 최소 정보군(Minimum Data set: MDS)의 스크리닝 도구이다. 그리고 interRAI 홈케어 평가 도구의 일부 특정 문항들은 구체적인 문제나 기능 저하의 위험에 대해 추가적인 평가가 요구되는 대상자를 선별할 수 있게 한다. 이 문항들을 '문제선정기준(triggers)'이라고 하는데, 이 문항들이 interRAI 홈케어 평가 도구를 문제 기반 임상 평가 지침(problem-oriented CAPs)과 연결시켜 준다.

임상 평가 지침(CAPs)은 추가적인 평가와 개별화된 서비스 및 케어에 대한 일반적인 지침이다. 임상, 정신건강, 심리사회, 신체 기능 등 다양한 영역들에 걸쳐 30개의 CAPs가 있는데, 홈케어 서비스를 받는 평가대상자는 30개 중 평균 10개의 CAPs가 도출된다. 평가자들은 평가대상자에게 적합한 케어를 계획하거나, 가능하고 필수적인 범위 내에서 서비스를 제공하거나 의뢰를 하기 위해 이 자료들을 사용할 것이다. 그러나 본 저자들은 일부 홈케어 서비스의 경우, 지불 보상 체계나 자격 요건으로 인해 평가대상자들의 서비스 선택이 제한적인 환경이라는 것을 알고 있다. 따라서 모든 문제 영역에 대해 홈케어 서비스를 제공한다는 것은 가능하지 않을 수 있다. 그렇지만 평가대상자의 강점과 필요를 포함한 포괄적인 평가는 평가자가 서비스를 계획하고 프로그램 결과를 평가하는 데에 유용하게 사용될 수 있다.

세계 각지의 많은 정부 기관들이 점차 interRAI 홈케어 평가 시스템 전체(국가 특성에 맞는 보충 문항이 포함되는 경우도 있음)를 사용하거나 또는 각국 현실에 맞도록 일부 변형하여 채택하고 있으며, 많은 민간 조직이나 기관들 또한 interRAI 홈케어 평가 시스템을 사용하고 있다.

interRAI 홈케어 평가 시스템에 대하여

이 매뉴얼은 지역사회 기반 프로그램[홈케어, 양로시설/노인공동생활가정, 지원주거(assisted living) 등]을 이용하는 평가대상자들에 대한 정확하고 일관된 평가를 돕기 위한 정보를 제공한다.

interRAI 홈케어 평가 도구의 사용

interRAI 홈케어 평가 도구는 임상적으로 사용하기 위해 설계된 표준화된 최소한의 평가 및 스크리닝 도구이다. 이 도구는 단순히 인구 집단의 특성을 분석하기 위한 설문지가 아니며, 포괄적인 케어 계획 수립에 필요한 모든 정보를 담고 있지도 않다. 평가대상자와 관련한 보충적인 정보가 필요할 경우 수집되어 통합되어야 한다. interRAI 홈케어 평가 도구에 있는 문항들은 다양한 영역에 걸쳐 평가대상자의 객관적인 수행 정도와 수행 능력을 평가하는데, 상당수의 문항들은 특정 CAPs를 도출하기 위한 문제선정기준(trigger) 문항으로 쓰인다.

interRAI 홈케어 평가 도구 작성 시에 유의할 주요 사항은 다음과 같다:

- 평가 도구는 임상 전문가들(간호사, 사회복지사, 의사, 치료사 등)이 사용하도록 설계되었다. 적절한 훈련을 받는다면, 임상 경력이 없는 사람이라도 대개 정확한 평가를 수행할 수 있다. 어떤 사람이 평가를 수행해야 하는가에 대해 필수 조건이 있는 것은 아니나, 서비스 제공 기관은 평가의 정확성을 보장하기 위해 질 보장 시스템을 운영할 책임이 있다.
- interRAI 홈케어 평가 도구는 문항과 정의로 구성되어 있다. 이 도구는 지역사회 기반의 서비스와 케어를 계획하기 위한 임상적·사회적 평가를 수행하는 데에 안내 자료로 사용되어야 한다.
- 평가 과정에는 평가대상자 및 (가능하다면) 일차 돌봄제공자/가족과의 면담, 가정환경 내에서의 평가대상자 관찰, 가능한 경우 이차적인 자료에 대한 검토 등이 필수적이다. 가능한 한 평가대상자가 일차적인 정보원이 되어야 한다.
- interRAI 홈케어 평가 도구의 문항들은 논리적인 흐름에 따라 구성되어 있으므로, 문항들

이 나열된 순서대로 작성해도 된다. 그러나 평가자는 이 순서에 꼭 얽매일 필요는 없으며, 평가자와 평가대상자에게 적합한 순서에 따라 작성할 수 있다. 평가 순서와 관련해서는 다음 페이지의 "interRAI 홈케어 평가 과정 시작하기"를 참고한다.

- 가끔 평가자는 서로 일관되지 않는 다양한 정보를 종합해야 할 때가 있다(예: 평가대상자 딸의 응답이 평가대상자의 보고와 매우 다른 경우). 이런 경우 평가자는 개별 문항에 대한 최적의 답변이 무엇인지 결정하기 위해 스스로 임상적인 판단을 내려야 한다.
- 가능하다면 평가자는 정보를 제공하는 사람들과 개별적으로 대화하도록 한다.
- 가능하다면 반드시 평가대상자의 집에서 평가를 수행하도록 한다. 일부 평가 문항은 평가대상자의 집이 아닌 곳(예: 병원, 주간 보호 시설, 병원 외래)에서 작성되어도 정보의 질이 저하되지 않지만, 일부 중요한 문항들(예: 환경적 요소)은 집에서 평가하는 것이 가장 정확하다.
- 최초 interRAI 홈케어 평가는 평가대상자가 처음 기관에 의뢰했을 때에 수행되어야 한다. 이후의 평가는 기관의 계획된 일정에 따라 진행되어야 한다.

평가대상자에게 평가 과정 소개하기

평가대상자에게 interRAI 홈케어 평가에 대해 처음 소개하는 경우, 평가자는 보통 가정방문케어 프로그램(home-based program of care)에 신청했거나 이미 서비스를 제공받을 자격이 확인된 사람을 상대하게 될 것이다. 평가자는 평가대상자에게 본 평가 과정이 전반적인 서비스 프로그램의 중요한 일부분이라는 것을 강조해야 한다. 만약 서비스 선택이 제한되어 있는 상황이라면, 대화의 방향을 이끌어 가는 데 있어서 현실적이어야 한다.
가능하면 반드시 평가대상자와 직접 이야기하도록 한다. 다른 사람과 얘기할 때는 "노인", "환자"와 같은 용어를 사용하거나 "~씨", "어머님", "아버님", "어르신" 등의 단어를 사용할 수도 있다.

interRAI 홈케어 평가 과정의 기본 원칙

- 평가자는 평가대상자의 집에서 손님이다.
- 평가의 목적은 다음의 목표를 위해 평가대상자에 대한 포괄적인 평가를 완료하는 것이다.
  - 평가대상자의 기능과 삶의 질 최대화
  - 건강 문제의 발견
  - 평가대상자를 가능한 한 자기 집에서 거주하도록 함
- 필수적으로 해야 할 일
  - 방문 목적 밝히기
  - 현재 있거나 향후 생길 수 있는 기능적·의학적·사회적 문제 확인
  - 평가대상자의 장점과 강점 확인
  - interRAI 홈케어 평가의 각 문항을 정확하게 작성하기 위해 보고 들은 내용 통합하기
- interRAI 홈케어 평가를 이용하여 수집한 정보는 다음과 같이 사용된다.

- 인지되지 않았거나 충족되지 않은 서비스 필요에 대한 추가적인 평가의 기초 자료 제공
- 평가대상자 개인의 고유한 생활 환경의 맥락에서 현존하거나 잠재적인 제한 요인들을 검토하고, 대상자의 삶의 질과 기능을 최대화시킬 수 있도록 관리하기 위한 케어 계획 작성

• 모든 기능적·의학적·사회적 문제들이 첫 번째 방문에서 완전히 밝혀질 것으로 기대하지 않는다. 오히려 추후 평가 및 관리를 위한 계획 수립을 위해 현재 평가대상자의 삶의 질을 저하시키는 주요한 기능적·의학적·사회적 환경들을 밝혀내는 것이 더 중요하다.
• 모든 급성 의료 문제에 대해서는 평가대상자가 그 문제에 즉각적인 관심을 갖도록 하며, 가정에서 제공받을 수 있는지 여부와 관계없이 대상자가 적절한 의료 서비스를 찾도록 적극적으로 조언해 주어야 한다.

interRAI 홈케어 평가 과정 시작하기

분위기를 편안하게 하기 위한 질문하기

평가자는 평가 과정을 시작하면서 평가대상자 및 가족과 대화를 시작할 수 있게 해 주고 평가에 필요한 많은 정보를 끌어 낼 수 있도록 "분위기를 편안하게 해 주는 질문들(icebreaker questions)"을 던질 수 있다. 이러한 질문들이 평가 도구에 실려 있지는 않다. 이는 국가 및 지역의 관습에 따라 다를 수 있고, 최초 평가인지 추후 평가인지에 따라 다를 수 있다. 다음은 몇 가지 예이다.

• (평가대상자는) 요즘 어떠신가요? (평가대상자가) 집에서 움직이시는 건 어떠신가요?
• 작년(또는 이전에 봤을 때)과 비교해서 (평가대상자의) 요즘 건강은 어떠세요?
• (평가대상자는) 하고 싶은 것들을 충분히 할 수 있을 만큼 건강이 괜찮은 것 같나요?
• (평가대상자는) 하고 싶은 것들을 하실 수 있나요? (평가대상자에게) 어떤 종류의 도움이나 서비스가 필요하신가요?

평가의 순서 설정하기

평가대상자의 집에서 평가를 수행할 때, 평가자는 평가 문항들을 어떠한 순서로 물어볼지 생각해 볼 필요가 있다. 평가대상자의 인지 능력과 의사소통 능력을 먼저 평가하면, 평가대상자로부터 얻는 정보의 신뢰도를 가늠해 볼 수 있어 대개 도움이 된다. 평가자는 또한 평가 과정과 특정 문제에 대한 평가대상자의 반응을 세심하게 고려할 필요가 있다. interRAI 홈케어 평가 영역들은 물어보는 순서가 반드시 정해져 있는 것은 아니므로, "분위기를 편하게 하는 질문"에 대한 평가대상자의 반응을 통해 어느 영역을 우선적으로 평가해야 하는지에 대한 실마리를 찾도록 한다. 평가자는 interRAI 홈케어 평가를 완성하기 위한 모든 정보를 수집해야 하지만, 이는 단순한 설문지가 아니며, 평가대상자의 필요에 따라 평가 과정의 속도와 우선순위를 결정해야 함을 기억해야 한다. 평가대상자와 여러 차례 면담을 하거나, 가족이나 다른 돌봄제공자 또는 주치의와 추가적인 접촉이 필요할 수도 있다.

본 매뉴얼 사용 방법

본 매뉴얼은 항상 interRAI 홈케어 평가 도구와 함께 사용해야 한다. interRAI 홈케어 평가 도구는 그 자체가 상당한 정보를 포함하고 있다. 정확한 평가를 위해 필수적인, 각 문항의 정의와 평가 과정에 대한 지시를 완전히 숙지할 때까지 도구를 잘 참조하며 평가를 진행한다. interRAI 홈케어 평가를 처음 작성하기 전에 본 매뉴얼에 있는 풍부한 정보를 모두 검토하도록 한다. 그 이후에도 평가를 하는 동안 발생하는 질문들에 대비하여 본 매뉴얼을 항상 소지하도록 한다. 초반에 이러한 다단계 검토 과정에 충분한 시간을 할애한다면 향후 많은 시간을 절약할 수 있을 것이다.

아래에 있는 가이드라인은 interRAI 홈케어 평가 과정에 익숙해지기 위한 권고 사항을 요약해 놓은 것이다.

interRAI 홈케어 평가 과정에 익숙해지기

첫째, interRAI 홈케어 평가 도구 자체를 검토한다.

- 영역들이 어떻게 구성되어 있고, 어디에 정보를 기록해야 하는지 확인한다.
- 예전에 MDS-HC 2.0이나 interRAI 홈케어 평가 도구의 이전 버전을 사용해 보았던 사람이라면, 새로운 문항이나 보기의 변화를 파악하기 위해 도구를 검토하는 것부터 시작한다.
- 한 번에 한 영역씩 꼼꼼히 검토한다. 문항의 정의와 보기들을 확인한다. 평가 방법, 시간 계획, 전반적인 기입 방식을 검토한다.
- 문항의 정의와 지침이 명료한가? 그 정의와 지침이 기관에서 현재 하고 있는 실무와 다른가? 어떤 영역이 더 명료해져야 하는가?

둘째, 평가자가 소속된 기관에 있는 실제 평가대상자를 대상으로 하여 interRAI 홈케어 평가 도구를 작성해 본다.

- 그 평가대상자에 대해 이미 알고 있는 것만을 기반으로 하여 interRAI 홈케어 평가 도구에 적절한 응답을 기입한다.
- 추가적인 정보가 도움이 될 것 같으면, 이를 메모해 둔다. 특정 문항에 필요한 정보를 어떻게 획득할 수 있는가? 평가대상자에게 물어봄으로써? 가족 구성원과 면담을 하면서?

셋째, Part II에 있는 "interRAI 홈케어 평가 도구 항목별 작성 지침"을 검토하여 평가 도구를 완료한다.

- Part II에는 다음의 내용이 있다.
  - interRAI 홈케어 평가 도구 문항의 목적
  - interRAI 홈케어 평가 도구 문항을 작성하는 데에 도움이 되는 정의와 평가 방법
  - 대부분 문항에서 기준으로 쓰이는 3일이 아닌 관찰 기간을 적용하는 문항에 대해 상기시켜 주는 설명
  - 문항에 따라 문항별로 누구에게 물어야 하는 질문인가에 대한 내용
- 항목별 정의를 읽으면서, 처음 평가해 본 대상자에 대해 interRAI 홈케어 평가 도구를 작성하면서 가졌던 의문점을 검토한다. 평가 방법과 과정에 관련하여 처음에 가졌던 의문점을 해결하는 데 도움이 되는 매뉴얼의 해당 영역을 주의해 살펴본다.
- 평가 도구의 한 영역씩 이에 해당하는 지침의 내용을 읽는다. 다음 영역으로 넘어가기 전에 이전 영역의 내용을 모두 이해했는지 확인한다. 이전에 작성한 사례를 검토하면서 이전의 응답이 여전히 적절하다고 여겨지는지

검토한다. 매뉴얼의 모든 내용을 꼼꼼히 살펴보는 데에는 상당한 시간이 걸리지만, 서두르지 않도록 한다. 정의와 작성 지침을 충분히 이해할 수 있도록 한 번에 한 영역씩 꼼꼼히 살펴보도록 한다.

- 정의, 평가 지침, 사례들을 파악할 수 있겠는가? 예를 들어 "일상생활활동(ADLs)"이나 "기분"의 작성 방법을 이해하겠는가?
- interRAI 홈케어 평가 도구를 처음 검토할 때 배웠다고 생각했던 것과 다른 정의나 평가 방법이 있는가? 처음 작성했던 사례를 지금 작성한다면 처음과는 다르게 작성하겠는가?
- 평가자의 기관 실무에서 사용하는 용어와 다른 정의나 평가 방법이 있는가?
- 의문점들에 대해서는 매뉴얼의 영역 옆에 표기를 해 둔다. 향후 참석하는 공식적인 교육 프로그램에서 이 문제들을 논의할 수 있도록 준비해 둔다.

본 매뉴얼에 들어 있는 정보들의 향후 활용

- 평가 과정 동안 본 매뉴얼을 항상 소지하고 다닌다.
- 필요할 경우, 의문이 생기는 개별 문항들의 목적을 검토한다.
- interRAI 홈케어 평가 도구를 사용하는 동안은 평가의 정확성을 높이기 위해 이 매뉴얼을 항상 참고서로 사용하도록 한다.

Part II

interRAI 홈케어 평가 도구 문항별 지침

이 장은 평가자들이 interRAI 홈케어 평가 도구를 작성하고 문항들을 일관되게 해석할 수 있도록, 많은 문항**(모든 문항은 아니지만)**에 대해 다음과 같은 정보를 제공한다.

목적 interRAI 홈케어 평가 도구에 각 문항(문항 세트)이 포함된 이유와 그 정보가 문제를 발견하고 케어 계획을 수립하는 데에 어떻게 사용되는지에 대한 논의를 포함한다.

정의 중요한 용어들에 대한 설명

방법 문항에 대한 정확한 답변을 결정하기 위한 정보의 출처와 방법, 정보의 출처에는 다음과 같은 것들이 있다.

- 평가대상자 면담 및 관찰
- 가족 구성원, 다른 돌봄제공자, 촉탁의, 담당 의사와의 논의
- 의무 기록지 또는 기타 행정 관련 서류들

기입 각 문항에 대한 응답을 기록하는 적절한 방법에 대한 설명으로, 각각의 선택지들에 대한 설명도 포함되어 있다.

이 문항별 지침은 interRAI 홈케어 평가 도구의 문항 배치의 순서를 따르고 있다.

Section A

신원 정보

목적 이 영역은 평가대상자를 식별하고 평가 내용을 순차적으로 연결하기 위해 필요한 개인 식별 정보를 포함하고 있다.

A1. 이름

정의 평가대상자의 법적인 이름을 의미한다.

기입 명확한 글씨로 성과 이름을 기입한다.

A2. 성별

기입

1. 남
2. 여

A3. 생년월일

기입 연도는 네 자리 숫자로 기입하고, 태어난 달과 날짜는 각각 두 자리 숫자로 기입한다. 한 자리 숫자로 된 달이나 날짜는 앞에 "0"을 붙여서 쓴다. 예: 1942년 11월 1일

1	9	4	2	년		1	1	월		0	1	일

A4. 결혼 상태

기입 평가대상자의 현재 결혼 상태에 해당하는 응답을 선택한다. 만약 평가대상자가 사실혼 관계에 있다면, "2. 기혼"을 선택한다. 만약 대상자가 법적으로 결혼으로 인정되는 동성 관계에 있다면, "2. 기혼"을 기입한다. 만약 대상자가 법적으로 결혼으로 인정되지 않는 장기간의 동성 관계에 있다면, "3. 동거(파트너나 애인)"를 기입한다.

1. 미혼
2. 기혼(사실혼 포함)
3. 동거(파트너 혹은 애인)
4. 사별
5. 별거
6. 이혼

A5. 주민등록번호[한국]

목적 평가대상자 개인을 확인하는 번호를 기록하는 것

방법 평가대상자나 가족에게 물어보거나, 기관 내에 있는 원무과에서 확인한다.

기입 주민등록번호 13자리를 기입한다.

A6. 요양기관번호[한국]

목적 서비스 제공 기관을 관리하는 것

기입 요양기관번호를 기입한다.

A7. 현재 서비스 지불 재원(해당되는 것 모두 표시)[한국]

목적 홈케어 서비스 지불 재원을 기록하는 것

정의

A7a. **장기요양보험**

A7b. **건강보험**

A7c. **의료급여**

A7d. **전액 자가 (또는 가족) 부담**

A7e. **사보험**

A7f. **기타**

방법 행정실이나 원무과 혹은 행정 담당자에게 문의하여 지난 30일 이내에 사용된 비용에 대한 지불 재원을 알아본다. 현재의 지불 재원은 서비스를 받는 동안 평가대상자의 상태에 따라 변할 수도 있으므로, (보통 행정 기록이나 의무 기록 맨 앞 장에 있는) 대상자의 차트의 기본 정보 항목만 참고해서는 안 된다. 모든 종류의 지불 재원을 모두 파악한다.

기입 지난 30일 동안 받은 서비스에 대한 지불자 혹은 기관에 "**1**"을 기입하고, 아닌 것에는 "**0**"을 기입한다.

0. 아니요

1. 예

A8. 평가 이유

목적 본 평가 수행의 주요 이유를 기록하는 것

기입 평가를 하는 이유에 해당하는 숫자를 기입한다.

1. **최초 평가** — 홈케어 시스템에 등록하는 시점이나 처음으로 홈케어 서비스를 받을 자격이 결정되었을 때 수행하는 평가
2. **정기 재평가** — 케어 계획이 적절하고 평가대상자의 현재 상태를 잘 반영하도록 하기 위해 실시하는 정기적인 추후(follow-up) 평가
3. **재이용 시 평가(급성기 병원 입원 등으로 인한)** — 평가대상자가 병원에서 퇴원했거나 계획된 일시적인 서비스 중지 이후 다시 홈케어 서비스를 이용할 경우 수행하는 평가
4. **중요한 상태 변화로 인한 재평가** — 현재 제공하고 있는 케어 과정 중 언제든 평가대상자의 상황이나 상태에 중요한 변화가 있을 때 수행되는 포괄적 재평가. 만약 상태 변화가 병원 입원 후에 나타난 것이라면 "3. 재이용 시 평가"에 기입
5. **서비스 종료 평가(지난 3일간 서비스 포괄하는)** — 서비스 제공이 영구적으로 종료될 예정이고 interRAI 홈케어 평가 전체가 완료되었을 경우에는 언제나 이 보기를 선택해야 함. 이는 서비스 종료 시점에 의무 기록을 "종결(closing)"하는 방법임. 어떤 종류의 서비스 종료 평가를 실시할 것인지는 홈케어기관(또는 프로그램)이 결정함["서비스 종료 평가(지난 3일간 서비스를 포괄하는)" 또는 "서비스 종료 추적관리(tracking)" 중에서]
6. **서비스 종료 추적관리(tracking)만** — 평가대상자가 interRAI 홈케어 평가 전체를 마치지 않고 홈케어 서비스를 종료할 때 이 보기를 선택함. 서비스 종료 추적관리(discharge tracking) 문항들은 데이터 시스템 내에서 평가대상자가 해당 홈케어 프로그램 서비스를 더 이상 받지 않을 것임을 표기하기 위해 작성됨[예: 평가대상자의 사망, 장기거주시설(extended-stay facility) 입소 또는 병원 입원 등 홈케어 서비스를 다시 이용하지 않을 것으로 예상될 때]
7. **기타(예: 연구)** — 질 향상, 임상 연구, 현재 계획의 적합성 확인[정기적인 "추후(follow-up)" 평가 아님], 중증도 도구 개발, 지역사회 서비스 요구도 평가 등과 같은 이유로 기존의 평가 계획 외에 수행하는 평가

A9. 평가 기준일

목적 평가를 완료하는 기준 시점으로써, 공통된 관찰 기간을 설정하기 위한 것

정의 InterRAI 홈케어 평가 도구에 있는 문항들의 공통적인 관찰 기간의 정해진 마지막 시점이다. 따로 명시되지 않은 경우 평가대상자에 대한 거의 모든 정보는 지난 3일의 기간을 적용하고, 대상자의 상태 또는 수행 여부와 관련한 문항은 평가 기준일을 포함한다. 홈케어 대상자 평가는 대개 한 번 방문했을 때 수집한 정보를 통해 작성된다. 그러나 평가가 두 번으로 이어진다

하더라도, interRAI 홈케어 문항의 해당 정보는 처음에 설정한 평가 기준일을 기준으로 수집하여 기입해야 한다. 다시 말하면, 평가자가 각기 다른 날짜에 평가대상자를 방문했다 하더라도, 최초 방문 시에 설정했던 평가 기준일에 해당하는 기간 내에 대상자 상태를 평가하여 모든 문항을 작성해야 한다.

기입

연도는 4자리 숫자를 기입한다. 평가의 월(month)과 일(day)은 두 자리 숫자를 기입한다. 만약 한 자리 숫자라면 앞의 빈칸에는 자리값으로 "0"을 입력한다.
예: 2013년 5월 8일: 3-day 문항들의 관찰 기간은 5월 6~8일

2	0	1	3	년		0	5	월		0	8	일

A10. 평가대상자가 표현한 케어 목표

정의

평가대상자는 보건의료팀의 중요한 구성원이다. 평가대상자에게 자신의 케어 목표가 무엇인지 확인하는 것은 중요하다. 그렇게 함으로써 평가자는 대상자가 팀의 능동적인 구성원이 되도록 격려할 수 있다. 또한 이는 사람 중심 케어 또는 서비스 계획(person-centered plan of care or services)을 세우기 위한 시작점이 될 수 있다.

방법

아래의 네모 칸에는 평가대상자가 제공받을 서비스를 통해 달성하기를 희망하는 성과(outcomes)를 기록하도록 한다. 성과는 기능 수행 정도의 향상, 건강의 회복, 독립성의 증가, 지역사회에 계속 거주할 수 있는 능력, 사회 관계의 개선 등 거의 어떤 것이든 될 수 있다.
평가대상자와 대화할 때, 케어 목표에 관한 질문은 가능한 한 포괄적이어야 한다. 예를 들어 최초 평가에서는 "어떻게 도와드릴까요?", "왜 서비스를 받으려고(또는 신청하려고) 하시나요?", "어떤 서비스를 받기를 희망하시나요?", "당신에게 어떤 변화가 생기기를 바라시나요?"와 같이 물어볼 수 있다. 평가대상자 스스로가 자신의 말로 목표를 표현할 수 있도록 격려한다.
어떤 평가대상자들은 목표나 기대되는 성과, 심지어는 서비스를 찾는 이유에 대해 구체적으로 말하지 못할 수도 있다. 그들은 그냥 모른다고 하거나, 친척의 권유로 서비스를 받게 되었다고 할 수도 있다. 이것은 모두 타당한 반응이다. 평가자나 다른 임상의들이 케어의 목표가 되어야 한다고 믿는 바에 따라 임의로 추론해서는 안 된다. 만약 평가대상자가 서비스로부터 무엇을 기대할 수 있는지에 대해 구체적으로 설명해 달라고 할 경우, 평가자 기관의 정책을 따르도록 한다.

기입

평가대상자가 표현한 케어의 목표를 평가표에 제시된 네모 칸 안에 기입한다. 만약 평가대상자가 케어의 목표를 분명히 설명하지 못한다면 "없음"이라고 기입한다.

A11. 평소 거주지 우편번호[한국]

정의

평가대상자가 평소 거주하는 지역사회 내 거주지의 우편번호를 의미한다. 만약 평가대상자가 급성 병원, 재활병원이나 병동, 후급성기 병동이나 요양시설 등에서 평가를 받을 경우, 본 문항은 평가대상자가 그러한 기관이나 시설에 들어가기 이전에 지역사회에서 거주하던 곳의 우편번호를 말한다.

방법

평가대상자나 가족 구성원들에게 물어본다. 필요하다면 평가대상자의 입원 기록지나 전송 기록지를 검토한다.

기입

우편번호 6자리를 차례대로 기입하도록 한다.

			—			

A12. 평가 시 거주지[한국]

목적

현재 평가 시점에서 평가대상자의 거주지를 기록하는 것. 평가대상자는 그곳에서 장기간 거주했을 수도 있고 단기간만 거주했을 수도 있다.

방법

평가자가 평가대상자의 현재 거주지를 확실히 알 수 없으면, 대상자 본인이나 가족에게 묻거나 평가대상자의 행정 기록을 검토한다.

기입

단 한 개의 응답만을 선택해 해당하는 번호를 빈칸에 기재하도록 한다. 만약 한 자리 숫자의 보기를 선택한다면, 앞자리를 비워 둔다.

1. **개인주택/아파트/전·월세** — 평가대상자 본인의 소유인지 아닌지는 상관없이, 지역사회에 위치한 주택, 빌라, 아파트 또는 방. 또한 은퇴자 공동체(retirement communities) 또는 노인이나 장애인들을 위한 독립된 주택을 포함
2. **양로시설/노인공동생활가정** — 노인에게 급식과 그 밖에 일상생활에 필요한 편의를 제공
3. **지원주거(assisted living) 혹은 준독립주거(semi-independent living)** — 감독, 홈케어 건강 서비스, 가사 관리, 개인지원 서비스, 식사 서비스, 교통수단 이용 등 다양한 수준의 지원 서비스가 통합되어 있는 공동생활 환경으로, 입소 시설이 아닌 지역사회 거주지
4. **정신보건 거주지(예: 정신질환자 그룹홈)** — 감독과 제한적 서비스(식사, 집안일)를 필요로 하는 정신적 문제를 가진 성인을 위한 거주지
5. **신체장애인 그룹홈** — 신체적 장애가 있는 사람들에게 서비스를 제공하는 거주지로 일반적으로 직원이 24시간 상주하는 가운데 단체로 생활하며, 가능한 한 독립적이고 능동적으로 지내도록 독려됨
6. **지적장애인 거주지** — 지적장애가 있는 사람들에게 서비스를 제공하는 거주지. 일반적으

로 직원이 24시간 상주하는 가운데 단체로 생활하게 되지만, 가능한 한 독립적이고 능동적으로 지내도록 독려됨

7. **정신병원/병동** — 정신과 질환의 진단과 치료에 중점을 두는 정신병원으로, 급성기 케어, 재활, 만성 케어 병원 같은 다른 입원 시설들과 분리되어 있음. 정신 병동은 종합병원 내에 있는 하나의 병동으로, 오직 정신과 질환의 진단과 치료만을 전문적으로 담당함

8. **노숙(쉼터 이용하든 하지 않든)** — 노숙자는 일정한 거주지(주택, 아파트, 방, 기타 정기적으로 머무는 장소)가 없음. 거리나 외부에서 생활하며, 차, 폐건물, 다리 밑 등에서 잠을 잠. 노숙자를 위한 쉼터를 이용하고 있을 수도 있고 아닐 수도 있음

9. **장기요양시설(너싱홈/노인요양공동생활가정)** — 치매, 중풍 등 노인성 질환 등으로 심신에 상당한 장애가 발생하여 도움을 필요로 하는 노인에게 급식, 요양과 그 밖에 일상생활에 필요한 편의를 제공

10. **재활병원/병동** — 재활병원은 질병이나 손상으로 인해 신체 기능의 저하가 있는 사람들의 신체 재활 또는 직업 재활에 중점을 두는 허가된 병원, 재활병동은 급성기 병원 내에 있으며, 질병이나 손상으로 인해 신체 기능이 저하된 사람들의 급성기 신체적 재활 또는 직업 재활에 중점을 둠

11. **호스피스 시설/완화 케어 병동** — 호스피스 시설(또는 더 일반적인 케어를 제공하는 시설 내에 위치한 호스피스 병동)은 여명이 6개월 미만인 말기 질환이 있다고 의사가 진단한 사람들에게 케어를 제공함. 호스피스 케어의 목적은 대상자와 가족을 돕는 한편 대상자를 위로하고 그들 삶의 질을 유지시키는 것. 완화 케어는 완치를 위한 치료에 반응하지 않는 질병을 가진 대상자들에게 제공하는 케어를 말함. 통증 및 증상 완화를 목표로 하며, 생명을 연장하는 치료법 사용 역시 배제하지 않음. 완화 케어는 대개 생명을 위협하는 질병을 진단받은 시점부터 제공됨

12. **급성기 병원** — 일차적으로 급성적인 의료 문제의 진단과 치료에 중점을 두는 급성기 병원으로 허가된 시설을 말함

13. **교정 시설** — 형사 법정에서 금고나 징역 선고를 받은 사람들을 수용하기 위한, 지방 및 중앙정부가 운영하는 모든 종류의 감옥, 교도소, 사회복귀시설(halfway house)

14. **기타** — 위에 나열되지 않은 다른 형태의 거주지

15. **요양병원**

주: p. 113, "평가대상자 거주지 분류" 표 참고

A13. 거주 현황

목적 평가대상자가 누구와 함께 거주하고 이런 거주 현황이 얼마나 지속되어 왔는가를 기록하는 것. 이 문항들은 평가대상자가 받는 서비스 양의 적정성 혹은 다른 종류의 서비스에 대한 필요가 있는지를 홈케어 직원들이 결정하는 데 도움이 될 것이다.

방법 평가대상자나 가족에게 물어본다.

A13a. **거주**

기입

평가대상자가 현재 함께 살고 있는 사람에 해당하는 보기를 찾아 기입한다. 이 문항은 홈케어 서비스 시작 준비 단계에서의 임시적인 거주 현황은 포함되지 않는다. 단 한 개의 응답만을 선택하고 빈칸에 기재하도록 한다.

1. **독거** — 애완동물만 함께 사는 경우, 길거리에서 거주하는 경우, 집이 없는 경우(쉼터 이용 여부와 상관없이) 포함
2. **배우자/파트너만** — 배우자/파트너, 이성 친구, 사실혼, 장기간의 동성 관계를 포함
3. **배우자/파트너 및 다른 사람(들)** — 배우자나 파트너와 함께 다른 사람(가족 또는 친족 관계가 아니더라도)도 함께 거주
4. **배우자 없이 자녀와** — 자녀만 함께 거주하거나 자녀(들) 및 다른 사람들과 함께 거주함. 그러나 같이 사는 배우자나 파트너는 없음
5. **부모 또는 법적 보호자와** — 부모 또는 법적 보호자와만 거주하거나, 부모 또는 법적 보호자 및 다른 사람과 함께 거주함. 그러나 같이 사는 배우자나 파트너, 자녀는 없음
6. **형제, 자매** — 형제, 자매와만 함께 거주하거나, 형제, 자매 및 다른 사람들과 함께 거주함. 그러나 같이 사는 배우자나 파트너, 부모나 법정 보호자는 없음
7. **다른 친척** — 배우자나 파트너, 자녀, 부모, 형제, 자매가 아닌 친척(숙모나 삼촌 같은)과 함께 거주함
8. **친척 아닌 다른 사람** — 단체 거주지(예: 양로시설/노인공동생활가정, 장기요양시설, 그룹홈, 교정 시설)에 거주하거나, 친척이 아닌 사람과 거주지를 공유함(예: 룸메이트). 노숙자 쉼터와 같이 하룻밤 정도 머무는 것은 제외함

A13b. **90일 전과 (또는 지난번 평가 실시 때와) 비교해 현재 다른 사람과 살고 있음**

정의

이 문항은 평가대상자의 거주 현황이 최근 90일 이내에 변했는가를 나타낸다. 예를 들어 평가대상자가 다른 사람의 집으로 이사하거나, 다른 사람이 대상자 집으로 이사 오거나, 대상자의 배우자가 지난 90일 이내에 사망함

A13c. **평가대상자 본인 또는 가족들은 대상자가 다른 곳에 살면 더 잘 지낼 것이라고 생각함**

방법

평가대상자와 가족 구성원/돌봄제공자에게 각각 따로, 현재의 거주 현황을 변경할 필요성이 있다고 생각하는지 물어본다. 질문하는 방식에 주의해야 한다. "평가대상자가 다른 곳에서 사는 것이 낫다고 생각하나요?"라는 질문을 변형시켜, 대상자가 다른 곳에서 살면 더 행복할지 혹은 덜 고립될지, 필요가 더 잘 충족될지 또는 더 영양가 있는 식사를 제공받게 될지 등을 물을 수도 있을 것이다.

기입 적절한 응답을 찾아 기입한다.

0. 아니요

1. 예, 다른 지역사회 거주지

2. 예, 입소 기관

A14. 마지막 병원 퇴원 후 시간 경과

목적 지난 90일 동안 가장 최근에 병원에 입원한 경험을 기록하는 것. 이 정보는 평가대상자 상태가 안정적인지, 그리고 아급성기 케어가 필요한지를 평가하는 데에 유용할 것이다.

방법 평가대상자에게 가장 최근에 입퇴원한 지 얼마나 되었는지 물어본다. 평가 기준일로부터 역으로 세어 경과 시간을 계산한다.

기입 **지난 90일** 중 가장 최근의 입원 경험을 기입한다.

0. 지난 90일 중 입원 경험 없음

1. 31~90일 전

2. 15~30일 전

3. 8~14일 전

4. 지난 7일 이내

5. 현재 병원 입원 중

Section B

등록 시 정보

주: 이 영역은 평가대상자가 홈케어 서비스를 시작했거나, 최초 평가인 경우에만 작성한다. 이 영역은 평가대상자가 서비스를 받는 동안 변하지 않는 대상자에 대한 기초 정보들을 제공한다.

B1. (당 기관에) 사례 등록일

목적 평가대상자가 당 기관에서 서비스를 개시한 날짜를 기록하는 것

방법 당 기관으로 평가대상자가 처음 의뢰된 날짜를 입력한다. 만약 의뢰를 받은 사람이 아니라면, 평가대상자가 기관에 처음 소개된 날짜를 입력한다. 만약 평가대상자가 다른 기관에서 전원(transfer)되었다면, 서비스 개시일은 전원된 날짜가 될 것이다. 그 기록이 이 문항에서 가장 신뢰할 수 있는 자료원일 가능성이 높다.

기입 적절한 숫자를 빈칸에 기입한다. 모든 칸을 채우도록 한다. 만약 월(month)이나 일(day)이 한 자리 숫자라면, 처음 빈칸에는 "0"을 기입하도록 한다. 예를 들어 서비스 기관이 의사로부터 2013년 3월 14일에 의뢰를 받았다면, 개시일은 다음과 같이 기재되어야 한다.

2	0	1	3	년

0	3	월

1	4	일

B2. 인종 및 국적[한국]

목적 평가대상자의 인종과 국적을 기록하는 것

방법 평가대상자나 가족에게 물어본다.

기입 "**0**"과 "**1**" 중에서 선택하되, "**1**"에 해당하는 경우 빈칸에 인종이나 국적을 구체적으로 기입하도록 한다.

B2a. 인종

0. 아시아인

1. 아시아인 아님: __________(명시할 것)

B2b. 국적

0. 한국인

1. 한국인 아님:__________(명시할 것)

B3. 주 사용 언어

목적

평가대상자가 일상생활에서 선호하여 사용하는 언어를 기록하는 것. 돌봄제공자나 직원들은 평가대상자가 사용하는 언어로 의사소통을 할 수 있어야 한다. 평가대상자 사용 언어에 대한 정보를 파악함으로써 대상자에게 통역 서비스가 필요한지 알 수 있다.

방법

평가대상자가 말하고 이해하는 주요 언어를 파악하기 위해 평가대상자와 가족을 면담하고 관찰한다. 의무 기록을 검토한다.

기입

0"과 "1" 중에서 선택하되, "1"에 해당할 경우 빈칸에 주로 사용하는 언어를 구체적으로 기입하도록 한다.

0. 한국어

1. 한국어 아님: __________(명시할 것)

B4. 지난 5년 간 거주력[한국]

방법

평가대상자와 돌봄제공자에게 물어본다. 접근 가능한 모든 자료를 검토한다.

정의

B4a. 장기요양시설, 요양병원 — 평가대상자는 이전에 장기요양시설 혹은 요양병원에 거주한 경험이 있음

B4b. 양로시설/노인공동생활가정, 지원주거(assisted living) — 노인에게 급식과 그 밖에 일상생활에 필요한 편의를 제공하는 지역사회 거주지. 혹은 감독, 홈케어 건강서비스, 가사 관리, 개인지원 서비스, 식사 서비스, 교통수단 이용 등 다양한 수준의 지원 서비스가 통합되어 있는 지역사회 공동 생활 환경

B4c. 정신보건 거주지 — 예를 들면 정신질환자 그룹홈. 감독과 제한적 서비스(식사, 집안일)를 필요로 하는 정신적 문제를 가진 성인을 위한 거주지

B4d. 정신병원/병동 — 정신과 질환의 진단과 치료에 중점을 두는 정신병원은 급성기 케어, 재활, 만성 케어 병원과 같은 다른 입원 시설들과 분리되어 있음. 정신 병동은 종합병원 내에 있는 하나의 병동으로 정신과 질환의 진단과 치료를 주로 담당함

B4e. 지적장애인 거주지 — 지적장애가 있는 사람들에게 서비스를 제공하는 거주지. 일반적으로 직원이 24시간 상주하는 가운데 단체로 생활하게 되지만, 가능한 한 독립적이고 능동적으로 지내도록 독려됨

기입

서비스 개시일(B1 문항)로부터 지난 **5년** 동안 평가대상자가 머물렀던 모든 거주지에 기입한다.

주: p. 113, "평가대상자 거주지 분류" 표 참고

0. 아니요

1. 예

Section C

인지

기억하고, 의사 결정을 내리고, 일상적인 자가간호(self-care) 활동을 계획하는 일을 평가대상자가 실제로 얼마나 잘 수행하는가를 평가하는 것은 중요하다. 이 항목들은 평가대상자가 치료 방침이나 지시를 따를 수 있는 능력, 그리고 지역사회에 살면서 독립적인 의사 결정을 내릴 수 있는 능력에 영향을 미치므로, 케어 계획 수립과 관련된 많은 결정에 있어서 매우 중요한 요인들이다.

C1. 일상적인 의사 결정을 위한 인지 기술

목적

매일 삶에서의 과업들과 활동들에 대해 일상적인 의사 결정을 내리는 일을 평가대상자가 실제로 얼마나 잘 수행하는가를 기록하는 것. 이 항목들은 추가적인 평가나 케어 계획의 수립을 위해 특히 중요하다. 왜냐하면, 가족들은 부지불식간에 평가대상자의 의존성을 강화시킬 수도 있는데, 이 항목들은 평가대상자의 실제 수행 능력과 현재의 수행 수준 간의 차이를 평가자에게 인식하도록 해 주기 때문이다.

정의

아래와 같은 일상생활 동작들을 예시로 사용할 수 있다.

- 옷 선택하기
- 언제 식사하러 가는지 아는가
- 집안 공간을 적절히 알고 사용할 줄 아는가
- 일과를 계획하고 조직하기 위해 주변의 단서를 이용하는가(예: 시계, 달력, 향후 일정이 적힌 게시판)
- 주변의 단서가 없을 때, 일과를 계획하기 위해 적절하게 (예: 반복해 묻지 않고) 가족에게 정보를 구하는가
- 일과를 조정하는 데에 있어 자신의 강점과 약점을 알고 활용하는가(예: 필요할 경우 다른 사람에게 도움을 구함)
- 어떻게, 그리고 언제 집 밖으로 나갈지에 대해 적절한 결정을 내리는가, 워커나 다른 보조기구 사용의 필요성을 알고 이를 꾸준히 사용하는가

방법

평가대상자와 면담하고 관찰한다. 그리고 나서 가족 구성원이나 다른 돌봄제공자의 의견을 구한다. 하루에 발생했던 일들을 검토한다. **질문들은 일상생활의 과업들을 어떻게 처리할지에 대해 평가대상자가 실제로 능동적으로 의사 결정을 내리고 있는가에 초점을 두어야 하며, 돌봄제공자가 생각하는 평가대상자의 능력에 초점을 맞추어서는 안 된다. 즉, 이 문항의 목적이 평가대상자가 현재 하고 있는 것(실제 수행 정도)을 기록하는 것임을 명심한다.** 만약 일상생활의 과업들과 관련하여 가족 구성원들이 대신 의사 결정을 한다거나, 평가대상자가(능력 수준이 어떻든지에 관계없이) 의사 결정에 참여하지 않기로 한다면, 일상적인 의사 결정을 위

한 인지 기능은 손상된 것으로 간주해야 한다.

기입

가장 적절한 대답에 맞는 번호를 기입한다. 만약 **"5"**번으로 기입했다면, Section C의 나머지 문항들과 Section D, E, F의 문항은 생략하고, 바로 Section G로 이동한다.

0. 독립적 — 의사 결정이 일관되며, 합리적이고 안전함(생활 방식, 문화, 가치관이 반영됨)

1. 거의 독립적 — 익숙한 상황에서는 의사 결정이 합리적이고 적절하나, 새로운 업무나 상황에 닥쳤을 때만 의사 결정에 있어 약간의 어려움을 느낌

2. 약간 손상 — 특정 상황에서만 반복적으로 의사 결정이 부적절하거나 위험하여 그런 상황에서는 지시나 감독이 필요함

3. 상당한 손상 — 거의 모든 상황에서 의사 결정이 부적절하거나 위험하여 일상생활을 계획하고 조정하고 수행하는 데에 있어 언제나 지시나 감독이 필요함

4. 심각한 손상 — 의사 결정을 전혀 (혹은 거의) 하지 못함

5. 의식불명, 코마 — 응답할 수 없음 [Section G로 이동]

C2. 기억/회상 능력

주: **C1 문항에서 "5"를 기입한 경우에는 C2~C5의 문항 및 Section D, Section E, Section F 문항들은 기입하지 말고, Section G로 이동한다.**

목적

최근 또는 이전의 사건들에 대해 기억하는 능력을 평가하고(단기 기억 및 상황 기억), 연속적인 동작을 수행해 보도록 하는 것(절차 기억)

정의

C2a. 단기 기억 정상 — 5분 후에도 기억을 하는 것으로 보임

C2b. 절차 기억 정상 — 여러 단계로 구성된 일을 지시나 암시 없이 모든 거의 모든 과정을 수행할 수 있음

C2c. 상황 기억 정상 — 자주 만나는 돌보는 사람의 이름/얼굴을 인지하고, 자주 드나드는 장소(예: 침실, 주방, 거실, 치료실)의 위치를 알고 있음

방법

C2a. 단기 기억 정상 — 단기 기억을 평가하는 구조화된 테스트를 실시한다(주로 사용되는 방법은 아래 예시를 참고). 만약 이 방법이 가능하지 않다면, 평가대상자와 평가자가 함께 알고 있거나(예: 새로운 정치지도자 선거, 중요한 휴일), 가족 구성원에게 확인할 수 있는 최근에 일어난 사건(예: 아침 식사 메뉴)에 대해 묘사해 보도록 한다. **만약 기억 능력에 대한 긍정적인 지표가 없다면, "1. 기억 문제 있음"을 표시한다.**

C2b. 절차 기억 정상 — 이 문항은 여러 단계로 이루어진 활동을 수행하는 데에 필요한 인지 능력을 평가한다. 옷 입기가 그러한 활동의 대표적인 예인데, 한 가지 활동을 완료하는 데에 여러 단계가 필요하기 때문이다. 평가대상자가 거의 모든 과정을 수행하거나 기억할 수 있어야만 **"0. 기억 정상"**으로 기입할 수 있다. 만약 두 개 이상의 절차를 수행

하는 데에 어려움을 느낀다면 **"1. 기억 문제 있음"**으로 기입해야 한다. 홈케어가 필요한 평가대상자는 종종 독립적인 활동 수행을 저해하는 신체적 제한이 있을 수 있다는 것을 기억해야 한다. 그러한 신체적 제한을 여러 단계로 이루어진 활동을 수행하기 위한 인지 능력(또는 능력의 손상)과 혼동하지 말아야 한다.

단기 기억 평가를 위한 구조화된 접근

평가대상자에게 몇 분 동안 3개의 관련이 없는 단어(예: 책, 시계, 탁자)를 기억하도록 한다. 먼저 평가자가 3개의 단어를 말한 후, (평가자가 말한 것을 듣고 제대로 이해했음을 확인하기 위해) 평가대상자에게 이를 따라 말하도록 한다. 다른 평가 문항을 진행하면서, 다른 화제로 대화를 한다. 침묵하거나 방을 떠나지는 않는다. 5분 이내에 각각의 물건 이름을 다시 말하도록 한다. 의사소통에 장애가 있다면, 비언어적 응답도 가능하다(예: 기억나는 물건들을 손으로 가리키도록 했을 때, 그렇게 할 수 있음). **만약 평가대상자가 3개의 모든 단어를 회상해 내지 못한다면, C2a 문항은 "1. 기억 문제 있음"으로 기입해야 한다.**

C2c. 상황 기억 정상 ─ 본 문항은 두 가지 현실지각능력(orientation), 즉 사람과 장소를 인식하는 평가대상자의 인지 능력을 평가한다. 정상으로 기입되려면 평가대상자가 자주 만나는 가족이나 돌봄제공자의 이름과 얼굴, 그리고 자주 드나드는 장소(예: 침실, 주방, 집 외부의 드나드는 곳)의 위치, **이 두 가지를 모두** 알고 있어야 한다. 평가대상자가 집의 주소를 알고 있어야 할 필요는 없으나 자신의 방을 찾아갈 수 있고, 특정 공간의 용도를 인식할 수 있어야 한다.

기입

C2a, C2b, C2c 문항은 알고 있었거나 알게 된 것을 회상하는 능력에 대해 답하는 것이다.

주: **C2c 문항의 경우, 두 가지 상황(예: 돌보는 사람의 이름/얼굴, 그리고 장소) 모두에 정확히 응답해야만 "0. 기억 정상"에 기입**할 수 있으며, 둘 중 하나 또는 두 영역 모두에 이상이 있는 경우 **"1. 기억 문제 있음"**에 기입한다.

0. 기억 정상

1. 기억 문제 있음

기억/회상 능력 기입 방법의 예

L씨는 90세의 전직 사서로 고관절 수술을 받고 재활병원에서 작업 치료와 물리 치료를 받은 후 퇴원했으며, 2일 전부터 홈케어를 받기 시작하였다. 평가 기간 동안 L씨는 최근 자신의 건강 관련 이력(급성기 병원 및 재활병원의 이름, 정형외과 의사, 담당 간호사)에 대해 명확히 말해 주었다. 그녀는 현재 복용하는 약물 목록과 약을 먹는 시간을 열거했고, 다른 사람의 도움 없이 혼자 약을 먹는다고 말하였다. 그녀는 평가자에게 방문한 딸들의 이름을 소개하였다. 또한 사회에서의 이력에 대해서도 간략하게 말했는데, 이 정보들은 그녀의 딸들과의 대화와 병원 퇴원 요약

지 검토 및 약병 라벨의 확인 결과 모두 정확한 것으로 확인되었다.

C2a. 단기 기억 정상 **"0" (기억 정상)**
C2b. 절차 기억 정상 **"0" (기억 정상)**
C2c. 상황 기억 정상 **"0" (기억 정상)**

I씨는 30년간의 알코올 남용 기록이 있는 63세의 이혼남이다. 홈케어 프로그램에 등록하기 3주 전에 I씨는 자신의 방 침대에서 발생했던 화재로 인해 기절하여 왼쪽 귀와 목, 가슴에 2도 화상을 입었다. 그는 화상, 연기 흡입, 알코올진전섬망(delirium tremens) 치료를 위해 급성기 병원에 입원하였다. 입원 처음 며칠 동안 그는 호흡 정지로 인해 인공호흡 소생술을 받았고, 5일 동안 인공호흡기를 부착하였다. 그는 13일 전에 너싱홈에 입소하여 10일 동안 회복기를 보냈다.

너싱홈에서 퇴소한 지 이틀째인 홈케어 프로그램 최초 평가 동안, I씨는 화재가 있었다는 것을 떠올릴 수는 있었으나 병원에 입원한 것과 치료받았던 구체적인 일들은 개략적으로만 기억하였다. 단기 기억 평가에서 그에게 제시된 3개의 물건 중 아무것도 기억해 내지 못하였다. 그는 10년 동안의 결혼생활, 현재는 남이 되어 버린 세 아들의 이름, 그리고 회계사였던 자신의 예전 직업에 대해 말을 이어갔다(의무 기록을 통해 정확함을 확인함). I씨는 가사 도우미와 집에서 그에게 케어를 제공하는 사람들의 얼굴을 인식할 수 있었고, 그들의 역할(간호사와 치료사)을 알고 있다. 또한 그는 집으로 돌아오는 길을 잘 찾을 수 있고, 재활 및 병원 스케줄을 기억할 수 있고, 다른 사람의 도움 없이 점심을 먹을 수 있다.

C2a. 단기 기억 정상 **"1" (기억 문제 있음)**
C2b. 절차 기억 정상 **"0" (기억 정상)**
C2c. 상황 기억 정상 **"0" (기억 정상)**

C3. 주기적인 사고/의식 이상

목적

섬망이 있음을 나타내는 행동 증상들을 기록하는 것. 대개 섬망(급성 정신착란 상태)은 감염이나 투약에 대한 반응과 같은 치료 가능한 질병에 의해 유발된다.

섬망의 특징은 종종 명백하게 행동 증상으로 나타나므로 관찰이 가능하다. 예를 들어 사고 이상(disordered thinking)이 있으면 두서없고 조리 없으며, 일관되지 못한 말을 한다. 다른 행동 증상들은 아래 [정의] 영역에 기술되어 있다.

최근에 인지 기능이 급속하게 악화되었다면 섬망일 가능성이 높으며, 즉각 발견하여 치료하면 충분히 원래 상태로 회복될 수 있다. 섬망의 증상은 입소 초기에 인지 기능이 정상이었던 평가대상자에게서는 발견하기 수월하나, 이미 인지 기능이 손상되었거나, 불안정하고 소리 지르는 증상 등이 있었던 경우에는 섬망의 증상을 감별해 내기 어렵다. 하지만 기존의 기능 상태와 비교한 변화를 감지하여 섬망의 증상을 파악할 수 있다. 예를 들어 평소에 소란스럽고 다른 사람과 자주 싸우는 사람이 갑자기 조용하거나, 무기력하거나, 무관심한 상태가 되거나, 반대로 평소에 조용하고 문제가 없던 사람이 갑자기 불안정하거나 소란스러워진 경우이다.

정의 **C3a. 쉽게 산만해짐** — 예: 주의를 집중하기 어려움. 산만함

C3b. 혼란스러운 대화 — 예: 대화의 내용이 말이 되지 않고 부적절하거나, 주제가 산만하게 계속 바뀜. 생각의 흐름을 놓침

C3c. 하루 동안 정신 기능이 시간에 따라 변함 — 예: 때로 호전되거나 악화됨

방법 최근 3일 동안 위와 같은 행동이 있었는지 평가대상자 본인이나 평가대상자를 잘 아는 사람에게 물어본다. 만약 있었다고 한다면, 그런 행동들이 평소와 다른지 확인한다.

기입 **0. 이상행동 없음**

1. 이상행동 보이나, 평소 기능과 일관됨

2. 이상행동 있으며, 평소 기능과 다르게 보임(예: 최근 발생하거나 악화됨. 몇 주 전과 달라 보임)

주기적인 사고/의식 이상 지표의 기입 방법의 예

T씨는 지난 3일 중 2일째에 횡설수설하는 것이 관찰되었다. 이 행동은 한동안 있었던 증상이고 대략적인 빈도는 변하지 않았다. 이런 증상은 주로 낮과 저녁에 일어나고, 밤에는 보통 깨지 않고 잠을 잔다. 하지만 T씨는 돌봄제공자와의 대화는 수행할 수 있다.

C3a. 쉽게 산만해짐	**"0" (이상행동 없음)**
C3b. 혼란스러운 대화	**"1" (이상행동 있으나, 평소 기능과 일관됨)**
C3c. 하루 동안 정신 기능이 시간에 따라 변함	**"0" (이상행동 없음)**

S씨는 누가 말을 걸면 자신의 옷을 만지작거리는 것이 관찰되었고, 깨어 있을 때는 항상 횡설수설한다. 가족들에 따르면, 이는 새롭게 나타난 행동들이다.

C3a. 쉽게 산만해짐	**"2" (이상행동 있으며, 평소 기능과 다르게 보임)**
C3b. 혼란스러운 대화	**"2" (이상행동 있으며, 평소 기능과 다르게 보임)**
C3c. 하루 동안 정신 기능이 시간에 따라 변함	**"0" (이상행동 없음)**

C4. 평소 정신 기능 상태의 갑작스런 변화

정의 최근에 발생한 평소 기능 상태와 다른 급격한 변화를 말하며, 안절부절, 기면 상태, 각성이 어려움, 변화된 환경인식 등을 포함한다.

기입 **0. 없음**

1. 있음

C5. 90일 전(또는 마지막 평가 이후)과 비교한 의사 결정 능력의 변화

목적

지난 90일 전(마지막 평가 이후 90일이 지나지 않았다면, 마지막 평가 이후)과 최근의 의사 결정 능력의 변화를 비교하는 것. 그러한 변화는 일시적일 수도 있고 영구적일 수도 있으며, 원인(예: 향정신성 약물 투약 또는 통증 발현)을 알 수도, 알 수 없을 수도 있다. 만약 평가대상자가 홈케어 프로그램이 처음이라면, 프로그램 시작 후의 변화와 시작 이전 기간의 변화를 **모두** 포함하도록 한다.

방법

본인 및 가족들에게 물어본다. 90일 전(마지막 평가 이후 90일이 지나지 않았다면, 마지막 평가 이후)과 현재의 의사 결정 능력을 비교해 보라고 물어본다. 90일이라는 기간을 잘 알려주기 위해, 지난 3개월 전에 발생한 분명한 사건을 물어보면서 이 사건과 연관 지어 의사 결정 능력의 변화를 물어보도록 한다. 예를 들어 만약 3개월 전에 가족을 방문했다면, 방문 기간 동안의 의사 결정 능력에 대해 물어본다.

기입

0. 향상

1. 변화 없음

2. 저하

8. 불확실

Section D

의사소통과 시력

D

D1. 자신을 이해시키기(표현)

목적 요청, 요구, 의견, 긴급한 문제, 사교적 대화를 표현하거나 의사소통하는 능력을 기록하는 것. 말하기, 쓰기, 수화 또는 이들을 조합한 다양한 형태의 의사소통 방법이 있다(글자판 또는 키보드 사용 포함).

방법 평가대상자와 상호작용하면서 평가자와 소통하기 위한 평가대상자의 노력을 관찰하고 경청한다. 만약 가능하다면 평가대상자와 가족과의 상호작용을 관찰하도록 한다. 만약 의사소통에 필요한 도구를 가지고 있다면 평가 시에도 이를 사용하도록 한다. 다른 장소(예: 일대일, 그룹 활동 시, 가족과 함께 있을 때)나 다른 환경(예: 조용할 때, 혼란스러울 때)에서 다른 사람들과 어떻게 상호작용하는지도 관찰한다. 이 문항은 언어에 대한 이해의 차이로 인해 발생하는 것(예: 평가대상자가 평가자에게 익숙하지 않은 언어만을 사용함)을 평가하기 위한 것이 아니다.

기입 가장 적절한 번호를 기입한다.

0. 이해시킴 — 생각을 표현하는 데에 어려움 없음

1. 대부분 이해시킴 — 단어를 찾거나 생각을 마무리하는 데에 어려움(반응 시간의 지연)이 있긴 하지만, 충분한 시간이 주어지면 도움이 거의 혹은 전혀 필요하지 않음

2. 종종 이해시킴 — 단어를 찾거나 생각을 마무리하는 데에 어려움이 있어, 대개 도움을 필요로 함

3. 가끔 이해시킴 — 어려움이 있긴 하지만, 최소한 기본적인 욕구(예: 음식, 음료, 수면, 배설, 통증)에 대해서는 구체적인 요구를 할 수 있음

4. 거의 혹은 전혀 자신을 이해시키지 못함 — 평가대상자가 내는 특정 소리나 몸짓을 겨우 해석할 수 있는 수준임(예: 돌봄제공자는 통증이나 배변 욕구의 표현을 파악할 수 있도록 배웠음)

D2. 다른 사람을 이해하는 능력(이해)

목적 말, 글, 수화, 점자 등으로 표현된 언어 정보를 이해하는 능력을 기술하는 것. 이 문항은 단순히 청취하는 능력뿐만 아니라 언어를 처리하고 이해하는 능력도 측정한다.

방법 평가대상자와 상호작용을 해 보거나, 가족에게 의견을 구하도록 한다.

기입 가장 적절한 번호를 기입한다.

0. **이해함** — 다른 사람이 말한 내용을 명확하게 이해하고 말이나 행동으로 이해했음을 표현함
1. **대부분 이해함** — 메시지의 내용이나 의도의 일부분을 놓치고 있지만 대화의 대부분을 이해함. 정보를 통합하는 데에 가끔 어려움이 있긴 하지만 대부분 말이나 행동으로 이해했음을 표현함
2. **종종 이해함** — 메시지의 내용이나 의도의 일부분을 놓치기는 하지만 반복이나 추가적인 설명을 통해 대화 내용을 종종 이해할 수 있음
3. **가끔 이해함** — 정보를 통합하는 데에 자주 어려움을 표현하고, 단순하고 직접적인 요청이나 지시에만 적절하게 반응함. 메시지를 바꾸어 말하거나 단순화시킬 경우 혹은 몸짓을 사용하면 이해가 쉬워짐
4. **거의 혹은 전혀 이해하지 못함** — 평가대상자가 대화를 이해하는 능력이 매우 제한되어 보이거나, 평가자가 대상자가 메시지를 이해하는지를 대상자의 언어적·비언어적 반응에 기반해 판단할 수 없음. 대상자가 소리를 들을 수는 있지만 메시지를 이해할 수 없는 경우도 포함

D3. 듣기 능력

목적 (필요하다면 보조 도구를 착용하고, 환경적인 조정을 한 상태에서) 지난 3일 동안의 듣기 능력을 평가하는 것

방법 평가대상자가 평소에 착용하는 청력 보조 도구를 사용한 후에 듣기 능력을 평가한다. 배터리가 충분한지 보청기가 켜져 있는지 물어서 확인한다. 평가대상자와 면담 및 관찰을 하고 청력 기능에 대해 물어본다. 평가대상자의 가족에게 의견을 구한다. 평가자와의 언어적인 상호작용을 하는 동안 평가대상자를 관찰하면서 획득한 자료가 정확한지 확인한다.

평가대상자에게 청력 기능에 대해 물어보고 평가자와 언어적 상호작용을 하는 동안 청력 기능에 대해 관찰한다. 평가를 하기 위해서는 다양하게 관찰해야 한다(예: 일대일 vs 단체 상황에서). 가능하다면, 평가대상자가 다른 사람들(예: 가족 구성원)과 상호작용하는 것을 관찰한다. 그리고 항상 평가에 영향을 미칠 수 있는 외부적인 요소(주변의 대화, 외부 소음 등)에 신경을 쓰도록 한다. 필요하다면 가족, 일차 돌봄제공자, 평가대상자의 정확한 청력 수준을 평가할 수 있는 언어 또는 언어/청력 전문가(speech or hearing specialists)의 의견을 참고한다.

평가자는 평가대상자와 의사소통하기 위해 무엇을 해야 하는지 알고 있어야 한다. 말을 좀 더 명료하고 천천히 하는 것, 더 크게 또는 몸짓을 더 많이 해야 하는 것도 청력에 문제가 있다는 단서이다. 청력에 문제가 있는 사람은 평가자가 말하는 것을 알아채기 위해 얼굴을 바라보거나, 면담을 진행하기 위해 좀 더 조용한 장소로 이동해야 한다.

또한 가능하다면, 평가대상자가 다른 사람과 상호작용하는 것을 관찰한다.

기입 가장 적절한 번호를 기입한다.

0. 적절함 — 보통의 대화, 대인관계, TV 시청, 전화 사용 등에 어려움이 없음

1. 약간 어려움 — 조용하게 얘기하거나 2m 이상 떨어진 사람과의 대화 등에는 어려움이 있음

2. 상당히 어려움 — 보통의 대화를 알아듣는 데 어려움이 있어, 잘 듣기 위해서는 주위가 조용해야 함

3. 심각히 어려움 — 모든 상황에서 어려움이 있음(예: 말하는 사람이 크게 또는 매우 천천히 얘기해야 하거나, 평가대상자가 모든 말이 중얼거리는 것으로 들린다고 보고함)

4. 청력 없음

D4. 시력

목적

적절한 조명하에서 평가대상자가 평소 사용하는 시력 보조기(안경이나 돋보기 같은)를 사용했을 때 근거리 물체를 볼 수 있는 시력을 평가하는 것

정의

적절한 조명 — 정상 시력을 가진 사람이 충분하거나 편안하다고 느낄 정도의 조명

방법

지난 3일 중에 평가대상자의 평소 시력 양상에 어떤 변화든 일어나지 않았는지(예: 여전히 신문, 카드 등을 읽을 수 있는지) 대상자, 가족, 홈케어 직원에게 물어본다.

평가대상자에게 그의 시력에 대해 물어본다. 가까운 것을 볼 때 평소 착용하는 시력 보조기(안경이나 돋보기 같은)를 사용하여, 책이나 신문에 있는 보통 크기의 글씨를 볼 수 있는지 물어봄으로써 앞에서의 질문을 통해 알게 된 것들이 정확한지 평가한다. 그런 다음 큰 활자부터 시작해 작은 활자까지 크게 읽어 보도록 한다.

문맹이거나 한국어를 읽지 못하는 사람도 있다는 사실에 주의해야 한다. 그런 경우, 개별 글자나 숫자(날짜나 쪽수 같은)를 읽어 보게 하거나, 작은 그림에 있는 물건의 이름을 말해 보도록 한다.

시력을 평가하기 위한 지시를 이해하지 못하거나 수행하지 못하는 경우, 물체의 이동에 따라 눈이 움직이는지 관찰한다. 이 방법은 정확한 시력을 평가하기에는 한계가 있지만, 시력이 있는지 없는지를 파악하는 데는 도움이 될 수 있다.

기입

가장 적절한 번호를 기입한다.

0. 적절함 — 책, 신문에 있는 보통 글씨를 포함하여 작은 글씨도 볼 수 있음

1. 약간 어려움 — 책, 신문의 큰 글씨는 볼 수 있으나 보통 글씨는 보지 못함

2. 상당히 어려움 — 시력에 제한이 있음. 신문의 헤드라인을 보지 못하지만, 주변에 있는 물체는 구별 가능함

3. 심각히 어려움 — 물체를 구분하는지 분명하지 않지만, 눈동자는 물체(특히 지나가는 사람)를 따라 움직이는 것으로 보임. 단지 빛, 색깔, 형체만 볼 수 있는 경우도 포함

주: 심각한 인지 기능 장애가 있는 평가대상자는 지시를 따르거나 자신이 보는 것을 말할 수 없기 때문에 시력 평가를 실시할 수 없다. 그러나 이러한 평가대상자들 중 다수는 주변에

있는 물체가 움직일 때 눈이 따라가기도 한다. 이런 반응을 보인다면 **"3. 심각히 어려움"**에 표기한다. 집처럼 이용 가능한 기술이 제한적인 환경에서는 이 방법이 인지 기능이 손상된 평가대상자에게 적용할 수 있는 최선의 방법이다.

4. 시력 없음 — 전혀 볼 수 없음. 눈동자는 물체(특히 지나가는 사람)를 따라 움직이지 않음

Section E

기분과 행동

E

기분장애는 그 자체로 심각한 상태이며, 이환율이 상당히 높은 편이다. 관련 요인으로는 개인의 삶의 상황에 대한 부적응, 기능 상태 저하, 일상적인 케어 거부, 활동 참여의 어려움, 사회적 고립, 증가된 질병 위험, 인지 기능 손상, 통증에 대한 민감도 증가 등이 있다. 기분장애의 증상과 징후는 치료가 가능하므로, 이를 발견해 내는 것이 특히 중요하다.

기분장애가 있거나 행동 증상을 보이는 평가대상자의 평가에 대해 가족들이 특별히 훈련을 받는 것은 매우 드문 일이다. 따라서, 가족들이 무언가 문제가 있음을 느끼더라도, 지역사회에서 기분장애는 종종 진단이 잘 안 되거나 치료가 부족한 현실이다. 그러므로 본 평가는 이러한 문제가 있는지 알아내기 위한 중요한 첫 기회가 될 것이다.

E1. 우울, 불안, 슬픔의 가능성을 보여주는 지표

목적

나타난 지표나 행동의 원인이 무엇으로 보이는지와 관계없이, 지난 3일 동안 관찰된 지표들을 기록하는 것

정의

정신 상태를 나타내는 지표들은 언어적으로 표현되거나, 보통 일상생활에서 관찰될 수 있는 비언어적인 지표나 행동들로 나타난다.

E1a. **부정적인 말을 함** — 예: "다 부질없어", "차라리 죽는 게 낫겠어", "무슨 소용이 있어?", "너무 오래 살았어", "죽게 내버려 둬"

E1b. **자신 또는 타인에 대해 늘 화가 나 있음** — 예: 쉽게 화를 내며, 받는 케어에 대해 화를 냄

E1c. **언어적, 비언어적으로 비현실적인 두려움 표현** — 예: 버려지는 것, 혼자 남겨지는 것, 타인들과 함께 있는 것에 대한 공포, 특정한 사물이나 상황에 대한 극심한 공포

E1d. **반복적으로 건강 문제 호소** — 예: 지속적으로 의료적 관심을 요구하고, 신체 기능에 대해 끊임없이 걱정함

E1e. **반복적으로 불평하거나 염려함(건강 관련 문제는 아님)** — 예: 스케줄, 식사, 세탁, 옷, 대인관계 등에 대해 지속적으로 주의와 확인을 요구함

E1f. **슬프거나, 고통스럽거나, 걱정스러운 표정을 함** — 예: 찌푸린 이마, 지속적으로 얼굴을 찡그림

E1g. **울거나 눈물 어림** — 기분장애는 이러한 비언어적 지표로 표현되기도 함

E1h. **매우 안 좋은 일이 곧 일어날 것이라는 말을 반복적으로 함** — 예: 곧 죽거나, 심장마비가 올 것 같다고 믿음

E1i. **관심있었던 활동을 중지** — 예: 오랜 기간 해 오던 활동, 가족, 친구들과 함께 시간을 보

내는 것

E1j. **사회적 교류 감소**

E1k. **언어적, 비언어적으로 삶에 즐거움이 없음을 표현(무쾌감증)** — 예: "난 더 이상 아무것도 즐겁지 않아요"

방법

우울하거나, 불안하거나, 슬픈 사람들은 정신적 고통의 느낌(feeling of psychic distress)을 직접적으로 표현할 수 있다. 고통(distress)은 또한 비언어적 증상을 통해 표현될 수도 있다. 평가대상자가 예전에 한 말(또는 관찰되었던 것)을 잘 숙지하면서 대상자와 대화를 시작한다. 평가대상자들 중 자신의 기분에 대해 잘 말하는 편에 속하는 사람들은, 자신의 고통에 대해 다른 사람에게 말하거나 혹은 적어도 기분이 어떤지 직접적으로 질문을 받으면 자기 기분을 말한다. 자신의 감정을 말로 표현하는 사람에게는 얼마나 오랫동안 그 감정 상태가 지속되어 왔는지 물어본다. 어떤 평가대상자들은 자신이 어떻게 느끼는지 적절한 단어를 찾는 데에 어려움이 있거나, 지남력(insight)이나 인지 기능의 부족으로 인해 자신의 감정을 명확하게 표현하는 데에 어려움이 있을 수 있다. 이 평가를 실시하는 3일 동안 계획된 평가 시간뿐만 아니라 평가대상자와 접촉하는 시간 동안 대상자의 모든 징후를 주의 깊게 관찰한다. 현재 대상자의 전형적인 행동 증상에 대해 직접적으로 잘 알고 있는 가족, 그리고 대상자 상태를 알고 있는 의료인에게 의견을 구하도록 한다.

이러한 징후들은 문화 차이에 따라 달리 나타날 수도 있음을 기억해야 한다. 어떤 사람들은 문화적 규범으로 인해 정신건강 관련 문제, 감정, 기분 등을 보다 적극적으로 표현할 수도 있고, 어떤 사람들은 반대로 잘 표현하지 않을 수 있다. 평가대상자의 문화적 배경에 대한 평가자의 기대에 기반해 어떤 지표를 축소 해석하지 않도록 주의해야 한다. 다른 한편, 감정 표현을 잘 하지 않는 문화에 속한 평가대상자들이 나타내는 지표들은 더욱 중요하고 민감하게 다루어야 한다.

기입

평가대상자의 상호작용이나 관찰한 결과를 기반으로 하여, 지난 3일간 대상자의 행동에 근거한 각각의 징후에 대해 점수를 매기도록 한다. 원인이라고 여겨지는 것이 무엇인지에 상관없이 평가자가 관찰하거나 보고받은 것을 기초로 하여 기입해야 함을 명심한다.

0. 없음

1. 있으나, 지난 3일 동안 나타나지 않음 — 지난 3일 동안 나타나지는 않았지만, 이런 징후가 분명히 있는 것을 평가자가 아는 경우에만 선택

2. 지난 3일 중 1~2일 정도 나타남

3. 지난 3일 동안 매일 나타남

E2. 스스로 표현한 기분

목적

지난 3일 동안 평가대상자 스스로가 표현한 기분 상태를 기입하는 것. 어떤 경우는, 평가대상자가 지난 3일 동안에는 해당 기분 상태가 없었지만, 최근까지 "이런 문제가 있고 진행 중이

다(present and active)"라고 보고하기도 한다.

정의

이 문항들은 평가대상자가 주관적으로 세 가지 차원의 기분 상태(예: 행복, 불안, 불쾌)를 평가한 것을 기입한다.

"지난 3일 동안, 얼마나 자주 이런 느낌이 들었나요?"

E2a. 평소 즐기던 활동들이 흥미롭거나 즐겁지 않음

E2b. 불안하고, 안절부절못하고, 걱정스러움

E2c. 슬프거나, 우울하거나, 절망적임

방법

평가자가 기분 상태를 평가하는 문항들에 대한 기입을 마친 후, 본 문항들에 대해 평가대상자에게 직접 물어본다. 각각의 문항에 대해 **평가대상자의 응답만**을 활용하여 기입해야 한다. 대상자의 기분 상태에 대한 평가자의 추론에 기초하여 기입하거나 가족, 친구 및 다른 정보제공자의 응답에 기반하여 기입하지 않도록 한다. 이 3개의 문항들은 엄격히 자가보고 방식으로 다루어져야 한다. 만약 (예를 들어 인지 기능 손상으로 인해) 평가대상자가 응답을 할 수 없거나 응답을 거부하는 경우, 이 문항들에 대해 고민하거나 다른 응답으로 대치하거나 하지 말고, **"8. 응답 불가"**에 기입한다.

기입

원인과 상관없이 지난 3일 동안 **문항에 나열된 기분 상태를 느낀 적이 있거나, 있다면 얼마나 자주 느꼈는지에 대한 응답**을 활용하여 기입한다. 하루 중 이러한 기분을 느낀 빈도와 관계없이 이러한 기분이 있었는지 여부와 며칠 동안 있었는지를 기입하는 것임을 명심한다. 응답을 할 수 없거나 하고 싶지 않은 경우는 **"8. 응답 불가"**에 기입한다. 다음 보기를 사용하여 기입한다.

0. 지난 3일간 없음

1. 지난 3일간은 없었지만, 종종 그렇게 느낌 — 지난 3일 동안에는 없었지만, 자주 이런 기분이 들고 진행 중이다(frequently **present** and **active**)라고 응답하는 경우에만 선택

2. 지난 3일 중 1~2일 정도 있었음

3. 지난 3일 동안 매일 있었음

8. 응답 불가

E3. 문제행동 증상[한국]

목적

원인과 상관없이 지난 3일 또는 그 이전에 문제행동 증상이 나타난 빈도를 파악하는 것. 곤란한 상황을 유발하거나, 평가대상자에게 잠재적으로 해가 되거나, 대상자가 거주하는 곳에 함께 있는 다른 사람들을 힘들게 하는 문제행동이 초점이다. 이 문항들은 일부 의료 전문가들이 "공격적이거나 흥분된(combative and agitated)" 상태라고 여길 수 있는 평가대상자의 문제행동을 찾아내기 위해 설계되었다. 문제행동 증상들을 파악하고 기록하는 것은 문제행동 증

상의 심각한 정도 및 빈도를 감소시키는 데에 도움을 줄 수 있는 추가적인 평가, 케어 계획 수립, 지속적이고 적절한 케어 제공의 기초가 된다.

정의

E3a. 배회 — 목적 없이 움직임. 신체적 필요 혹은 안전성의 필요에 대해 전혀 신경 쓰지 않는 듯함. 배회 행동은 목적이 있는 행동(예: 배가 고픈 평가대상자가 음식을 찾기 위해 시설을 돌아다니는 것)과는 구별되어야 함. 배회는 걸어 다닐 수도 있고 휠체어를 타고 나타날 수도 있음. 앞뒤로 왔다 갔다 하는 것은 배회에 포함되지 않음

E3b. 언어적 학대 — 예: 다른 사람을 위협하거나, 소리를 지르거나, 저주를 퍼부음

E3c. 물리적 학대 — 예: 다른 사람을 때리고, 할퀴고, 성적으로 학대함

E3d. 사회적으로 부적절하거나 파괴적인 행동 — 예: 요란스러운 소음을 냄, 소리를 지름, 음식물이나 똥을 바르거나 던짐, 물건을 쌓아 둠, 다른 사람의 물건을 뒤짐

E3e. 다른 사람들 앞에서 부적절한 성적인 행동이나 옷을 벗는 행동

E3f. 케어에 대한 저항 — 예: 약을 먹는 것, 주사 맞는 것을 거부함, ADL 또는 식사 보조 및 체위 변경 시 돌봄제공자를 밀침. 이 항목은 평가대상자가 케어 과정을 따르지 않기로 사전 동의를 한 경우는 포함하지 않음(예: 평가대상자가 치료 거부 권리를 행사했거나, 치료를 재시도하려는 사람들에게 부정적인 반응을 보이는 경우). 거부의 형태는 언어적이거나 신체적일 수 있음(예: 언어적으로 케어를 거부함, 돌봄제공자를 밀쳐 냄, 돌봄제공자를 할퀌 등). 이러한 행동들이 긍정적인지 부정적인지 단정지을 수는 없지만, 본 문항은 중재에 대한 평가대상자의 반응에 관한 정보를 제공하고, 케어 계획을 수립하기 위한 원인 요소들에 대해 추가적인 탐색을 촉진하기 위한 것임. 그러한 원인에는 통증에 대한 두려움, 낙상에 대한 두려움, 이해 부족, 분노, 불충분한 인간 관계, 케어 결정 과정에 참여하고자 하는 열망, 투약 오류나 부적절한 케어와 관련한 과거 경험, 제공되고 있는 케어를 수정하고 싶은 욕구 등이 있음

E3g. 초조 — 예: 안절부절못하는 행동을 보임

방법

각 개별 문제행동이 발생했었는지 가족이나 돌봄제공자에게 물어본다. 평가대상자에게 발생한 문제행동 증상에 대해 객관적인 시각을 갖고 행동 자체에 초점을 맞추되 그 의도는 고려하지 않는다. 특정 문제행동 증상 이면에 있는 의미를 파악하는 것은 쉽지 않다. 일부 가족들이 평가대상자의 이런 문제행동에 익숙해져 있거나 대상자의 의도를 축소시키려 하는 것(예: "그는 실제로 다른 사람을 다치게 할 의도가 아니었어요. 단지 놀라서 그랬어요.")은 문항 기입 시 고려하지 않도록 하며, 대상자에게 문제행동 증상이 나타났는가 여부에 기초하도록 한다.

평가대상자를 관찰하고 케어를 제공하려는 가족이나 다른 사람들의 시도에 대상자가 어떻게 반응하는지를 관찰한다. 지난 3일 밤과 낮 동안 무슨 일이 있었는지 알고 있는지 돌봄제공자에게 물어본다. 가능하다면, 이러한 질문은 평가대상자가 없을 때 하도록 한다. 평가대상자가 있었을 때 했던 응답들은 추후 확인해 볼 필요가 있다. 또한 평가 동안 여러 명의 돌봄제공자가 있다면 개개인이 정확하게 응답하는 것이 어려울 수도 있다.

기입

0. 없음

1. 있으나, 지난 3일 동안 나타나지 않음 — 지난 3일 동안 나타나지는 않았지만, 평가자가 이

러한 문제행동이 있다는 것을 분명히 아는 경우에만 선택한다.

2. 지난 3일 중 1~2일 정도 나타남

3. 지난 3일 동안 매일 나타남

행동 증상 기입 방법의 예

W씨는 치매가 있고 일상생활에 대한 의사 결정 능력이 매우 손상되었다. 그는 하루 종일 배회를 하고, 청력이 매우 나쁨에도 불구하고 보청기 끼는 것을 거부한다. 다른 사람에 의해 쉽게 두려움을 느끼고, 누군가 찾아왔을 때 가만히 있지 못한다. 이전에 (일주일 이상 전) 그의 배회를 고쳐 보려고 여러 번 시도했지만 그때마다 가족들을 때리고 밀쳐 냈다. 시간이 지나면서 가족들은 평가대상자가 아파트의 구조화된 환경에서 배회하는 동안 가장 편안해하는 것을 알게 되었다.

E3a 배회: "3" 지난 3일 동안 매일 나타남
E3b 언어적 학대: "0" 없음
E3c 물리적 학대: "1" 있으나 지난 3일 동안 나타나지 않음
E3d 사회적으로 부적절하거나 파괴적인 행동: "0" 없음
E3e 다른 사람들 앞에서 성적인 행동이나 옷을 벗는 행동: "0" 없음
E3f 케어에 대한 저항: "0" 없음
E3g 초조: "0" 없음

N씨의 딸은 N씨가 밤에 자신의 옷장을 뒤지고 있는 것을 발견하였다. 이것은 지난 3일 중 2일에 발생하였다. 딸이 N씨를 자신의 방 침대에 데려다 주려고 하자, 그녀는 매우 화를 냈고, 자신에게 계속 소리를 질렀다. N씨는 딸이 자신의 물건을 훔쳤다며 딸을 고소하였다.

E3a 배회: "0" 없음
E3b 언어적 학대: "2" 지난 3일 중 1~2일 정도 나타남
E3c 물리적 학대: "0" 없음
E3d 사회적으로 부적절하거나 파괴적인 행동: "2" 지난 3일 중 1~2일 정도 나타남
E3e 다른 사람들 앞에서 성적인 행동이나 옷을 벗는 행동: "0" 없음
E3f 케어에 대한 저항: "0" 없음
E3g 초조: "0" 없음

Section F

사회심리적 안녕

F1. 사회적 관계

목적

평가대상자의 대인관계 유형과 사회적 환경에 대한 적응에 대해 기록하는 것. 평가대상자가 사회적 활동, 의미 있는 역할, 일상 활동에 참여하는 정도를 평가한다.

정의

F1a. 오랫동안 즐겨 오던 사회 활동에 참여함 — 평가대상자는 오랫동안 즐겨 오던 사회 활동에 참여함. 활동의 범위는 매우 다양하고, 적어도 1명 이상의 사람들과 함께 어울려야만 활동에 포함될 수 있음[예: 비공식 클럽 모임 또는 종교 활동, 빙고나 카드 게임, 지역 헌옷 재활용센터(clothing bank)에서 자원봉사하기, 저녁에 앞 베란다에서 이웃들과 함께 수다떨기]

F1b. 오랫동안 알아 왔던 지인이나 가족을 만남 — 가족, 친구, 이웃이나 지역사회 단체 또는 종교 단체 지인과 같이 오랜 기간 동안 알아 왔던 사람들이 평가대상자를 방문함. 유료 서비스 제공자나 자원봉사자 또는 새로운 사람들의 방문이 아닌 기존에 알고 지내던 비공식적 관계에 초점을 맞추어야 함

F1c. 오랫동안 알아 왔던 지인이나 가족과 전화, 이메일 등을 통해 접촉함 — 가족, 친구, 이웃이나 지역사회 단체 또는 종교 단체 지인과 같이 오랜 기간 동안 알아 왔던 사람들과 직접 만나기보다는 전화를 하거나 이메일을 보내 접촉함. F1b 문항과 같이 유료 서비스 제공자나 자원봉사자 또는 새로운 사람들의 방문이 아닌 기존에 알고 지내던 비공식적 관계에 초점을 맞추어야 함

F1d. 가족이나 친구들과 갈등이 있거나 그들에게 화가 나 있음 — 평가대상자는 가족으로부터 유기당했다거나, 일부 가족에 대해 배은망덕하다거나, 가까운 친구들의 이해가 부족하다거나, 가족이나 친구와의 관계에 대해 적대적인 느낌을 표현함

F1e. 가족 구성원이나 가까운 지인을 두려워함 — 평가대상자는 (말이나 행동을 통해) 가족 구성원이나 가까운 지인들에 대한 두려움을 표현함. 그러한 두려움은 다양한 방법으로 표현될 수 있는데 평가대상자는 돌봄제공자가 두렵다고 말하거나, 돌봄제공자가 곁에 있을 때마다 위축되는 듯이 보일 수 있음. 이는 신체적 또는 감정적 학대나 구박(mistreatment)에 대한 두려움을 포함함. 두려움을 유발하는 이유를 명확히 하는 것은 필수적이지 않고, 단지 그런 두려움이 있는가를 판단함

F1f. 방치되거나, 학대 또는 구박당함 — 평가대상자는 해결되지 않았거나 제대로 알려지지 않았던 심각하거나 생명을 위협하는 상황이나 상태를 경험함. 이러한 상태는 평가대상자를 죽음의 위험에 내몰았거나, 신체적 또는 정신적 건강에 지장을 주는 부작용을 일으켰을 수 있음

방법

평가대상자에게 그들의 의견을 물어본다. 어떤 활동을 참여하면서 즐기고 있는가? 가장 최근

에 활동에 참여했던 때가 언제인가? 누가 방문하고 있으며, 가장 최근에 누군가가 평가대상자를 방문했던 때가 언제인가? 평가대상자가 가족이나 친구와 접촉을 하는 다른 방법(예: 전화, 이메일)이 있는가? 평가대상자가 불행하다면 평가대상자는 구체적으로 무엇에 대해 불행해하는가?

가능하다면 평가대상자를 자주 방문하거나 접촉하는 가족 및 친구들에게 물어본다. 일차 돌봄제공자는 평가대상자를 방문하거나 접촉하는 사람들에 대해 잘 알고 있을 수 있다. 그리고 평가대상자가 최근에 가장 자주 참여한 사회 활동에 대해 알려 줄 수 있다.

기입

0. 전혀 없음

1. 30일보다 이전

2. 8~30일 전

3. 4~7일 전

4. 최근 3일 이내

8. 판단 불가

주: 평가대상자나 다른 정보원들로부터 대상자의 사회적 관계에 관한 정보를 얻을 수 없는 경우 "8. 판단 불가"에 기입

가족이나 친구들과 갈등이 있거나 그들에게 화가 나 있음 기입 방법의 예

H씨는 평가자에게 "딸이 말하는 대로 해야 한다"거나 "딸은 나 때문에 화를 낸다"고 말한다. 그는 딸을 주말마다 보는데 "딸이 자신을 쥐고 흔든다"고 말하였다. 평가자가 딸과 얘기하면, 딸은 어떤 갈등도 없다고 한다. 평가는 목요일에 있었다.

"3. 4~7일 전"에 있었던 갈등을 표현함에 기입

F2. 외로움

정의

평가대상자는 외롭다고 말하거나 외로워 보인다. 평가대상자는 누군가 정기적으로 방문하고 있음에도 불구하고 그런 방문이 충분하지 않다고 느끼거나 더욱 사회적 교류를 하기를 희망할 수도 있다. 다른 사람들은 평가대상자가 가끔 외로운 감정에 대해 언급한다고 보고할 수도 있다.

방법

외로움을 느끼는지 판단하기 위해 평가대상자와 대화해 본다. 만약 가능하다면 평가대상자의 가족이나 이웃과 같은 다른 비공식 관계자들에게 대상자의 외로운 감정에 대해 인지하고 있는지 물어본다.

기입 | 0. 아니요
1. 예

F3. 지난 90일 동안 사회 활동의 변화(마지막 평가가 90일 이내였다면 마지막 평가 이후)

목적

(마지막 평가가 90일 이내였다면 마지막 평가 이후와 비교하여) 최근에 평가대상자의 사회 활동, 종교 활동, 직장 생활 및 다른 취미 활동에 참여하는 수준에 변화가 있는가를 알아보는 것. 만약 활동이 줄었다면, 평가대상자가 이에 대해 아쉬워하거나 힘들어하는가를 판단한다.

정의

참여 수준은 다양한 형태의 사회 활동의 양(얼마나 많은), 강도(얼마나 자주 접촉이 있는가), 질(얼마나 깊이 평가대상자가 참여하는가)을 의미한다. 원격참여(remote participation)도 평가대상자의 역할 수행과 자아 존중감에는 똑같이 중요하고 의미있다(예: 집 밖으로 나가지 못하는 평가대상자가 아직도 어떤 종교적·정치적 또는 사회적 활동에 참여하거나 관련되어 있음). 최근의 참여 수준의 변화가 평가대상자에게 좋지 않은 영향을 미쳤을 때, 실망감이 있을 수 있다(예를 들어 슬픔, 동기화, 자아존중감의 상실, 걱정 또는 우울감으로 나타남).

방법

변화가 있었는지 판단하고 이러한 변화에 대한 평가대상자의 주관적인 반응을 판단하기 위해 대상자와 대화를 해 본다. 만약 가능하다면 대상자의 가족이나 이웃과 같은 다른 비공식 관계자들에게 대상자의 활동 수준이 변화했는지, 만약 그렇다면 그러한 변화에 대해 대상자가 어떻게 반응했는지 의견을 물어본다.

기입

0. 감소 없음 — 평가대상자의 사회 활동 참여 수준에 변화가 없거나 감소하지 않음

1. 감소가 있으나, 이에 대해 힘들어하지 않음 — 평가대상자는 사회 활동 참여 수준이 감소했으나, 이와 관련하여 힘들어하지 않음

2. 감소가 있고, 이에 대해 힘들어함 — 사회 활동 참여 수준이 감소하고 이와 관련하여 힘들어하는 모습이 모두 관찰되거나 보고됨

F4. 하루(오전과 오후) 중 혼자 지내는 시간

목적

평가대상자가 혼자 있는 시간의 실제 총합을 알아보는 것

정의

평가대상자가 문자 그대로 집에 다른 사람이 없이 혼자 있는 시간의 합이다. 만약 평가대상자가 양로원이나 요양시설, 공동생활주택(congregate housing)처럼 자신의 방에 다른 사람이 함께 있는 상황이라면, 대상자가 자신의 방에서 혼자 지내는 시간의 합을 계산한다.

방법

우선 평가대상자에게 얼마나 많은 시간을 혼자 지내는지 물어본다. "혼자 지내는 것"을 어떻게 정의하는지 명확히 알려준다. 평가대상자가 혼자 지내는 시간의 합에 대해 돌봄제공자들

에게 확인한다.

기입 가장 적절한 응답을 찾아 기입한다.

0. 1시간 미만

1. 1~2 시간

2. 2시간 이상, 8시간 미만

3. 8시간 이상

F5. 지난 90일 이내에 발생한 주요 생애 스트레스 요인

목적 지난 90일 동안 평가대상자의 삶에 주요한 영향을 미쳤던 사건이 발생했는가를 파악하는 것

정의 **생애 스트레스 요인(life stressors)** — 평가대상자의 일상적인 삶을 깨뜨리거나 깨뜨릴 정도로 위협적이어서 어느 정도의 재적응(readjustment)이 요구되는 사건을 경험한다.

방법 평가대상자에게 지난 90일 동안 삶에 영향을 미치는 힘든 사건들이 발생했는가를 물어본다. 예를 들어 본인에게 심각한 질병이 발생하거나, 가까운 가족, 친구에게 심각한 질병이 발생하거나 사망함, 거주지를 소실함, 재산 또는 소득을 상실함, 절도 또는 협박 같은 범죄 피해를 당함, 운전면허 또는 자동차를 소실하는 것 등을 포함한다.

기입

0. 없음

1. 있음

Section G

기능 상태

G1. IADL 자가수행 및 역량

목적

독립적인 생활과 가장 일반적으로 관련된 기능의 영역(도구적 일상생활활동, Instrumental activities of daily living: IADLs)을 평가하는 것

정의

G1a. 식사 준비 — 어떻게 식사를 준비하는가(식사 계획, 재료의 배합, 요리, 상 차리기). 이 문항은 식사의 질이나 영양적인 가치와 상관없이 식사를 차리는 평가대상자의 능력 측면에서 평가해야 함. 예를 들어 만약 평가대상자가 도움 없이 아침 식사로 차가운 시리얼을 만들어 먹을 수 있거나, 점심 식사로 찬 샌드위치와 커피를 함께 먹거나, 저녁 식사로 토스트를 만들어 먹을 수 있다면 대상자는 식사 준비 능력이 독립적인 것으로 기재되어야 함

G1b. 일상적인 가사일 — 어떻게 일상적인 집안일을 수행하는가(예: 설거지, 먼지 털기, 이불 정리하기, 정돈하기, 빨래)

G1c. 재정 관리 — 어떻게 공과금 납부, 은행 잔고 관리, 생활비 관리, 신용카드 사용 관리를 하는가

G1d. 투약 관리 — 어떻게 투약을 관리하는가(예: 약 먹는 것 기억하기, 약병 열기, 정확한 용량의 약 먹기, 자가 주사, 연고 바르기)

G1e. 전화 사용 — 어떻게 전화를 걸고 받는가(필요시 숫자판이 큰 전화기나 음량 증폭 보조 장치가 있는 상태에서)

G1f. 계단 오르내리기 — 어떻게 한 층 사이의 계단 전체(12~14계단)를 오르내리는가. 만약 평가대상자가 단지 반 정도의 계단(2~6계단) 정도만 오르내릴 수 있다면 독립적인 것으로 기재해서는 안 됨

G1g. 물건 사기 — 어떻게 음식과 가정용품을 사는가(항목 선정, 금액 지불). **단, 교통수단 이용 과정은 제외**

G1h. 교통수단 이용하기 — 어떻게 대중교통(방향 찾기, 요금 지불) 또는 자가 운전(집을 나와 차에 타고 내리는 것 포함)으로 이동하는가

방법

평가대상자에게 지난 3일 동안 집이나 지역사회에서 이러한 평범한 일상 활동들을 수행했던 것에 대해 질문한다. 만약 가능하다면 가족에게도 물어볼 수 있다. 다른 interRAI 홈케어 평가 문항들을 위해 평가자가 평가대상자에 대한 정보를 모으는 동안 대상자를 직접 관찰한다.

기입

각각의 문항은 수행과 역량 두 항목에 기재해야 한다.

수행 — 지난 3일 동안 각각의 IADL 문항 내에서 실제 평가대상자가 수행한 것을 측정한다.

평가대상자가 할 수 있는 역량에 기초하여 평가하지 않도록 한다.

역량 — 활동을 수행할 수 있을 것으로 예측되는 평가대상자의 역량에 기초하여 기재한다. 이를 위해서는 평가자의 "추정(speculation)"이 필요하다.

평가대상자가 기술이나 경험이 없어 어떤 활동을 수행하지 않을 수 있다. 그러나 적절한 훈련이나 기회가 있다면 활동을 수행할 수 있을 것이다. 그러므로 건강 문제로 유발된 능력의 손상으로 인해 수행을 못하는 것과 평가대상자의 건강과 관련없는 다른 요인으로 인해 수행을 하지 않는 것을 구별하는 것은 중요하다. 예를 들어 어떤 남성들은 요리를 배워 본 적이 없고, 어떤 여성들은 재정 문제를 다뤄 본 적이 없을 수도 있다. 평가대상자는 일부 활동을 어떤 때는 독립적으로 수행하나, 다른 때는 도움이 필요할 수도 있다. 우선 평가대상자가 실제 활동을 수행하는지 아닌지를 평가한다. 만약 수행하지 않으면, 평가대상자가 그 활동을 수행할 수 있는지 여부를 평가한다.

0. 독립적 — 도움, 준비 단계 도움 혹은 감독 받은 경우 없음

1. 준비 단계만 도움

2. 감독 — 지켜보기/귀띔하기

3. 일부 도움 — 때때로 도움 받음

4. 상당한 도움 — 과제 수행 전 과정 동안 도움을 받지만, 50% 이상을 스스로 수행함

5. 최대한의 도움 — 과제 수행 전 과정 동안 도움을 받지만, 50% 미만을 스스로 수행함

6. 전적 의존 — 전 평가 기간 동안 다른 사람들이 활동을 완전히 대신해 줌

8. 전 평가 기간 동안 활동 수행한 적이 없음

주: 이 보기는 수행 항목에서만 사용하되, 역량 평가 시에는 이 항목을 사용하지 말 것

IADL 기입 방법의 예

Q씨는 스스로 장을 보지 않는다. 그녀의 딸이 일요일마다 와서 Q씨가 작성한 목록을 가지고 가서 장을 봐 온다. Q씨는 딸의 도움을 고마워하면서도 스스로 장보는 일에 어려움이 없을 것이라고 생각한다.

G1g 문항에서 수행은 "6. 전적 의존"을 기재하고, 역량은 "0. 독립적"에 기입한다.

다음은 "G1a 식사 준비" 항목과 관련한 평가자와 평가대상자 사이의 가상의 대화이다.

평가자: 스스로 식사를 준비하시나요? 예를 들어 식사 준비나 재료의 배합, 요리하기, 상 차리기를 하시나요?
대상자: 아니요, 할 수 없어요.
평가자: 누가 아침을 준비하나요?
대상자: 내가 약간 차가운 시리얼을 챙겨 먹습니다.
평가자: 그럼 점심은요?

대상자: 일주일에 5일은 식사 배달 서비스(Meals-on-wheels)에서 가져다줍니다.

평가가: 주말에는 어떤가요?

대상자: 전자레인지에 데워 먹을 수 있도록 충분히 주고 갑니다. 아니면 이웃이나 가족들이 점심을 가져다줍니다.

평가자: 저녁 식사는 누가 차려 주나요?

대상자: 그냥 간식을 차려 먹거나, 가사 도우미가 데워 먹으라고 저녁을 차려 주고 갑니다.

평가자: 그럼 도움 없이 스스로 뭔가를 차려 먹을 수 있나요?

대상자: 다른 사람의 도움이 없을 경우, 내가 할 수 있는 건 약간 찬 음식을 그냥 먹는 겁니다. 가스레인지에 음식을 만들어 먹는 건 너무 불안합니다.

G1a 항목의 수행은 "5. 최대한의 도움", 역량은 "4. 상당한 도움"에 기입한다.

식사와 관련한 또 다른 대화의 예시이다.

평가자: 스스로 식사 준비는 하나요?

대상자: 아뇨, 부인이 알아서 해 줍니다.

평가자: 그럼 한 번도 아침 식사를 스스로 준비해 본 적이 없나요?

대상자: 없습니다. 그녀는 매일 아침 시리얼과 과일, 커피를 가져다줍니다.

평가자: 점심은 준비해 본 적이 있나요?

대상자: 가끔 부인이 외출을 하면요.

평가자: 지난 3일 동안은 한 적 있나요?

대상자: 아니요.

평가자: 그럼 부인이 주요 식단과 복잡한 요리도 모두 준비한다는 말이죠?

대상자: 네.

평가자: 만약 스스로 해야 한다면 요리를 할 수 있나요?

대상자: 네, 부인이 진짜 프로라 그녀만큼은 아니겠지만 그래도 할 수 있을 것 같아요.

G1a 항목의 수행은 "6. 전적 의존", 역량은 "0. 독립적"에 기입한다.

IADL 기입 방법의 예 추가

IADL	수행	역량
Y씨는 지난 3일 동안 스스로 식사를 준비하지 않았다. 그녀의 딸이 방문하여 모든 음식을 해 주었다. Y씨는 스스로 모든 식사 준비를 할 수 있다고 평가자에게 말한다.	지난 3일 동안 Y씨의 딸이 식사 준비를 해 주었다. **"6. 전적 도움" 기입**	Y씨는 대개 스스로 식사 준비를 할 수 있다고 말한다. **"0. 독립적" 기입**

D씨의 조카는 공과금을 내거나 계좌를 관리하는 등의 재정 문제를 도와준다. D씨와 그의 조카는 이 문제를 함께 처리하는데, D씨가 수표와 공과금 서류를 가져다주면, D씨의 조카는 수표를 작성하고, 봉투에 우표를 붙이고 이를 보낸다. 조카는 또한 필요한 은행 업무를 본다. D씨는 이러한 협조를 좋아하고, 현재 그가 할 수 있는 것 이상은 할 수 없을 것 같다고 생각한다. 지난 3일 동안 D씨는 이러한 재정 관련 활동을 수행한 적 없다.	지난 3일 동안 D씨는 어떤 재정 관련 업무를 한 적이 없다. **"8. 활동 수행한 적 없음" 기입**	D씨의 조카가 재정과 관련하여 D씨를 도와주고 있으며, 조카가 50% 이상의 업무를 수행한다. **"5. 최대한의 도움" 기입**
매주 한 번 간호사는 A씨를 방문하여 A씨가 복용해야 할 7일치의 약을 약통에 담아 준다. 간호사는 약국에서 약물을 대신 받아 배달해 준다. A씨는 스스로 매일 약을 먹는 것을 기억한다. 간호사는 3일 전에 약통에 약을 다시 채워 주었다. A씨는 약통에 약이 미리 채워져 있지 않으면 약을 먹어야 하는 걸 기억하는 데에 어려움이 있다.	A씨가 스스로 할 수 있는 것은 약통에 있는 약을 먹는 것을 기억하는 것과 정확한 시간에 약을 먹는 것이다. 간호사가 투약 관리의 50% 이상을 수행한다. **"5. 최대한의 도움" 기입**	A씨의 수행 상태와 수행 능력에 차이가 없다. **"5. 최대한의 도움" 기입**

G2. ADL 자가수행[한국]

목적

지난 3일 동안의 평가대상자의 일상생활활동의 자가수행 정도(즉, 대상자가 자신을 위해 실제로 무엇을 수행했고, 다른 사람들이 ADL 자가간호 수행에 얼마나 도움을 주었는가)를 기록하기 위함이다.

정의

ADL 자가수행 정도 — 지난 3일 동안 일어났던 활동을 기준으로 하여 평가한다. 다음은 평가대상자의 실제 수행 정도를 기반으로 한 문항들이다.

G2a. 목욕하기 — 입소자가 어떻게 전신 목욕이나 샤워를 하는가. 욕조 혹은 샤워실에 어떻게 들어가고 나가는가, 그리고 어떻게 각 신체 부위(팔, 다리 상박과 하박, 가슴, 배, 회음부)를 씻는가를 포함. **단, 등 씻기와 머리 감기는 제외**

G2b. 개인 위생 — 입소자가 어떻게 개인 위생을 관리하는가. 머리 빗기, 이닦기, 면도하기, 화장하기, 얼굴과 손을 씻고 말리기 등을 포함. **목욕, 샤워 제외**

G2c. 상의 입기 — 상의(외출복과 속옷)를 어떻게 입고 벗는가(의수, 보조구, 지퍼나 단추, 스웨터 등 포함)

G2d. 하의 입기 — 하의(외출복과 속옷)를 어떻게 입고 벗는가[의족, 보조구(예: 혈전방지 스타

킹), 허리띠, 바지, 치마, 신발, 지퍼나 단추 등 포함]

G2e. **걷기** — 같은 층 실내에서 장소 이동 시 어떻게 걷는가

G2f. **이동** — 같은 층 내 실내에서 이동 시 어떻게 이동하는가(걷거나 휠체어를 사용하여). 만약 휠체어를 사용한다면 일단 휠체어를 탄 후

G2g. **변기로 이동** — 어떻게 변기 혹은 이동식 변기(commode)에 가서 앉고 일어나는가

G2h. **변기 사용** — 어떻게 화장실[또는 이동식 변기, 침상용 변기(bedpan), 소변기]을 이용하는가, 어떻게 변기 사용 또는 실금 후 뒤를 닦는가, 어떻게 패드를 교체하는가, 어떻게 루(ostomy)나 카테터를 관리하는가, 어떻게 옷매무새를 정돈하는가 포함. **화장실까지 오고 가는 것은 제외**

G2i. **침상에서의 움직임** — 어떻게 눕고 일어나며, 돌아눕고, 침상에서 몸을 가누는가

G2j. **식사하기** — 어떻게 먹고 마시는가(숙련도에 관계없이). 구강외 방법을 통한 영양 공급도 포함(예: 위관 영양, TPN 등)

G2k. **옮겨 앉기** — 어떻게 침상에서 휠체어로, 의자에서 휠체어로, 휠체어에서 침상으로, 휠체어에서 의자로 이동하나

준비 단계 도움(setup help) — 평가대상자가 스스로 활동을 하는 데에 필요한 물품이나 준비도구를 제공해 주는 도움을 말한다. 도움을 주는 사람이 평가대상자에게 어떤 물건을 전해 주거나 쥐어 주고 나서 떠나더라도 평가대상자가 혼자 그 활동을 완수하는 것을 말한다. 만약 누군가가 평가대상자 옆에서 지켜보아야 할 경우, 평가대상자는 감독을 받고 있는 것이므로 **"2. 감독"**이 될 것이다. 다음은 준비 단계 도움에 대한 예이다. "개인 위생" 문항에서 준비를 도와주는 것은 세수대야나 몸단장 관련한 물건을 제공해 주는 것을 의미한다. "걷기" 문항에서 준비를 도와주는 것은 평가대상자에게 워커나 지팡이를 쥐어 주는 것을 의미한다. "변기 사용" 문항에서 준비를 도와주는 것은 평가대상자에게 침상용 변기(bedpan)를 주거나, 인공항문 주머니를 교체하기 위해 필요한 물건들을 대상자가 닿을 수 있는 범위에 놓아 주는 것을 의미한다. "식사하기" 문항에서 준비를 도와주는 것은 식사 시 고기를 잘라 주거나 뚜껑을 열어 주는 것, 식탁에 식판을 가져다주는 것, 한 번에 한 가지 음식을 제공하는 것 등을 의미한다.

체중을 지지함(weight bearing) — 평가대상자들은 ADL을 수행하기 위해 다양한 수준의 신체 도움을 필요로 한다. 도움의 정도(degree of assistance)를 점수화하는 데에 가장 중요한 개념은 체중을 지지하는 도움을 받은 정도(degree of weight-bearing support provided)이다. 평가대상자가 서 있지 않은 경우 체중 지지는 평가대상자에게 상의를 입히기 위해 대상자 팔의 무게 전체를 떠받쳐 주는 형태의 도움이 될 수 있다. 평가대상자가 서 있거나 걸을 경우는 대상자의 겨드랑이를 잡아 줌으로써 대상자의 체중을 지탱해 주거나, 대상자가 직원의 팔에 기댈 수 있게 도움을 주는 것을 의미할 수 있다. 최소한의 신체적 접촉을 하면서 움직임을 지시하거나 가끔 신체적인 도움을 주면서 보호해 주는 것은 체중을 지지하는 도움으로 **볼 수 없다**.

방법

평가대상자의 기능 상태를 기술하기 위해 평가자는 우선 지난 3일 동안 각각의 ADL별로 발생했던 에피소드들에 대해 잘 알고 있어야 한다. 평가대상자가 어떤 활동을 스스로 했고, 어

떤 도움을 받았는지를 파악해야 한다.

지난 3일 동안 한 가지 ADL 활동 시 자가수행 정도가 일정하지 않을 경우, 가장 의존적이었던, 즉 평가대상자가 다른 사람으로부터 가장 많은 케어나 도움을 받았던 세 번의 경우를 파악한다. 평가대상자의 ADL 점수로 도출되는 자가수행 정도의 요약은 가장 의존적이었던 경우에 초점을 두고 있다.

ADL 자가수행 정도를 파악하기 위해, 다음과 같이 정보를 수집한다.

- **다양한 경로를 통해 정보를 수집한다.** 예를 들어 평가대상자, 가족, 직원과 대화를 해 본다.
- **ADL 개념의 모든 측면에 관련한 질문을 한다.** 예를 들어 "G2b. 개인 위생"에 대해 얘기할 때, 평가대상자가 아침에 씻고, 머리를 빗고, 양치하고, 면도를 할 때 어떻게 하는지에 대해 물어본다. 개인 위생 활동의 한 측면에서는 독립적이더라도 다른 측면에서는 상당한 도움이 필요할 수도 있다.
- **평가대상자가 신체적인 활동을 어떻게 수행하는지 관찰한다.**
- **각각의 ADL 활동에서 타인으로부터 받고 있는 도움의 형태와 양뿐만 아니라 스스로 수행하고 있는 것은 무엇인지 확인하기 위해 평가대상자와 직접 대화해 본다.**
- **가능하다면, 가장 가까운 돌봄제공자나 가족 구성원들과 대화해 본다.**
- **마지막으로, 평가대상자의 ADL 자가수행을 일관성 있게 나타내기 위해 각 영역에서 사용된 개별 사례를 고려하여 모든 응답에 대해 심사숙고해야 한다.**

기입

다음은 ADL 자가수행 정도의 점수를 매기는 규칙이다.

- 만약 평가대상자가 지난 3일 동안 **매번** 동일한 수준으로 ADL을 수행한다면, 해당 점수를 기입한다.
  - **"0. 독립적"**, **"6. 전적 의존"**, **"8. 전 평가 기간 동안 활동 수행한 적 없음"**이 적용될 수 있는 **유일한** 상황이다. 즉, 위와 같은 점수를 받으려면 모든 ADL 수행 사례는 동일한 수준으로 발생해야 한다.
  - 또한 지난 3일 동안 단 한 번의 사례만 있어도 적용될 수 있음에 주의한다. 예를 들어 지난 3일 동안 평가대상자에게 같은 층에서 이동하는 활동이 한 번 있었고 나머지 시간은 주로 침상에서 보냈다고 한다면 "G2f. 이동" 문항은 평가대상자가 실제 이동했던 단 한 번의 경우만을 기초로 평가한다.
- 만약 **"6. 전적 의존"**이었던 적이 있었으나, 그 이외의 경우에는 덜 의존적이었다면, 그 문항은 **"5. 최대한의 도움"**으로 기입한다.
- **이외의 경우에는**, 지난 3일 중 가장 의존적이었던 3회의 경우(해당 ADL 활동이 두 번 발생했다면 두 번의 사례를 기준)에 초점을 두도록 한다. 그중 가장 의존적인 경우가 **"1. 독립적이나, 준비 단계 도움"**이라면 **1**점을 기입한다. 가장 의존적인 경우가 2 이상일 경우는, 세 번의 사례 중 가장 덜 의존적인 경우에 해당하는 점수(**"2. 감독"**과 **"5. 최대한의 도움"** 사이의)를 받는다.

이러한 규칙과 작성 지침을 잘 따르면서 가장 정확한 응답을 찾아 기입한다.

0. 독립적 — 신체적 지지, 준비 보조 혹은 감독 받은 경우 없음

1. 독립적이나 준비 단계 도움 — 필요한 물건을 제공하거나 손 닿는 범위 내에 놓아 두었으나, 신체적 지지나 감독은 없었음

2. 감독 — 지켜보기/귀띔하기

3. 일부 도움 — 체중을 지지하지 않고 팔다리를 부축하여 이끌어 줌

4. 상당한 도움 — 평가대상자가 50% 이상의 과제를 수행하며 1명이 체중을 지지하는 도움(팔다리를 드는 것도 포함)이 필요함

5. 최대한의 도움 — 2명 이상이 체중을 지지하는 도움(팔다리를 드는 것도 포함) 또는 과제의 50% 이상을 수행하기 위해서는 체중을 지지하는 도움이 필요함

6. 전적 의존 — 모든 경우에 다른 사람들이 활동을 완전히 대신해 줌

8. 전 평가 기간 동안 활동 수행한 적 없음 — ADL 활동 시 평가대상자의 전적 의존(**"6"**)과 활동이 발생하지 않은 것(**"8"**)을 혼동하면 안 됨. 예를 들어 경관 영양을 하면서 경구로 전혀 영양이나 수분 공급을 하지 않는 평가대상자라 하더라도 분명 식사하기(영양 공급)에는 참여하고 있으므로 식사하기 항목에서 평가대상자가 어느 정도의 도움을 받고 있는지에 대해 평가해야 함. 경관 영양 과정에 적극적으로 참여하고 있는 평가대상자는 "전적 의존"이 아니므로 **"6"**을 기입하면 안 되고, 도움을 받고 있는 정도에 따라 더 낮은 점수를 기입해야 함

다음은 ADL 자가수행 정도를 정확하게 기록하기 위한 일반적인 지침이다.

- ADL 문항의 기입 점수는 지난 3일 동안 평가대상자가 실제로 자가간호에 참여한 정도와 실제로 제공받은 도움의 유형과 양을 기록하기 위한 것이다.
- 평가대상자가 자가간호에 참여할 수 있는 역량에 대해 평가하지 않는다. 즉, 평가대상자가 어떤 행위는 수행 가능할 것이라고 평가자가 믿는 바에 기초해 평가하지 않는다.
- 케어 계획에 적힌 내용에 따라 평가대상자가 "받아야" 하는 도움의 유형이나 수준을 기록하지 않는다. 실제로 제공된 도움의 유형과 수준은 계획에 있는 것과 상당히 다를 수 있다. 실제 일어난 것을 기록한다.
- 평가대상자의 ADL 기능 수준에 대해 알아보기 위해 가족(또는 가능하다면 지난 3일간 평가대상자를 돌보았던 모든 공식적 케어 직원들)과 대화한다. 가족과 공식적 케어 직원들에게 오직 지난 3일만 고려하라고 다시 한 번 주지시킨다. 개별 ADL 활동(침상에서의 움직임, 이동, 변기로 이동 등)에 대한 평가자 자신의 이해나 관찰 결과를 명확하게 하기 위해 좀 더 구체적인 질문을 한다. 즉 일반적인 질문에서부터 시작해 좀 더 구체적인 질문으로 이어간다.

G3. 이동/걷기

G3a. 주 이동법

목적

지난 3일 동안 평가대상자가 사용한 주요 이동 수단과 모든 종류의 보조 도구, 장치들을 기록하는 것

정의 **지팡이** — 걸을 때 손에 쥐고 지지를 하기 위한 가느다란 막대

목발 — 걸을 때 평가대상자를 도와주는 도구로써, 대개 겨드랑이 아래로 초승달 모양의 패드가 상단에 위치해 있는 긴 지지대

노인용 스쿠터 — 평가대상자가 장소를 이동하기 위해 스스로 조종하는 전동차

워커 — 평가대상자가 걷는 것을 도와주는 이동 도구로써, 대개 금속관으로 만들어진 안정된 지지대로 구성되어 있어 평가대상자가 걸음을 내딛을 때 잡음. 평가대상자는 워커를 앞으로 움직이면서 다음 걸음을 내딛음

기입 최근 3일 이내에 실내에서의 평가대상자의 주요 이동 수단을 기입한다. 몸을 지탱하기 위해 앞에 보행보조차(pushing wheelchair)를 밀면서 걷는 평가대상자나 메리워커(Merry walker: 워커와 의자가 합쳐진 형태로 앉은 상태에서 밑에 있는 작은 바퀴를 밀면서 걸을 수 있는 워커) 같은 도구를 이용하는 평가대상자는 **"1. 보조 도구 사용하여 걷기"**에 기입한다.

0. 보조 도구 없이 걷기

1. 보조 도구 사용하여 걷기 — 예: 지팡이, 워커, 목발, 보행 보조차

2. 휠체어, 노인용 스쿠터

3. 와상 상태

G3b. 4m 보행 시 소요 시간

목적 이 테스트를 통해 평가대상자의 기력(stamina)을 측정할 수 있다. 이 문항은 다음 평가에서의 테스트 결과와 비교하기 위한 객관적인 기준을 세울 수 있도록 마련되었다.

방법 장애물이 없는 직선을 긋고, 4m를 잰다. 가능하면 쉽게 제거할 수 있고 평가대상자의 거주지를 손상시키지 않게 하는 물건이나 테이프를 사용하여 시작점과 종료점을 표시한다. 평가대상자가 테스트를 완수하고자 시도하는 동안 평가대상자와 매우 가까이 서 있을 필요가 있다. 만약 평가대상자가 힘들어하거나 테스트를 지속할 수 없는 경우, 바로 의자에 앉힐 수 있도록 가까이에 의자를 준비해 놓는다.

"제가 '지금 걷기 시작' 하면 평상시 속도로 걸어 주세요(지팡이/워커 사용자라면 이를 사용해서). 이것은 얼마나 빨리 걸을 수 있는지를 테스트하는 것이 아닙니다. 그러고 나서 제가 '그만 멈추세요' 하면 멈춰 주세요. 이해하시겠습니까?"라고 말한다. 그러고 나서 평가대상자에게 시범을 보여준다.

평가대상자의 두 발이 출발선에 닿도록 하고 가만히 서게 한 후, "지금 걷기 시작하세요."라고 말한다.

초시계로 평가대상자가 첫 걸음을 뗄 때부터 4m 지점에 도달할 때까지의 시간을 측정한다.

"지금 멈춰도 됩니다."라고 말한다.

기입 이 테스트는 걸을 때 몸을 지지하는 도움이 필요한 평가대상자에게는 시행할 수 없다. 이런 도움이 필요한 대상자에게는 **"99. 테스트 시행하지 않음"**을 기입한다. 그러나 만약 대상자가

테스트를 할 수는 있으나 하기를 거부하는 경우는 **"88. 테스트 거부"**를 기입한다.
테스트를 실시한 평가대상자들은 다음의 기준에 맞게 결과를 잘 기입한다.
대상자가 테스트를 완료하는 시간이 30초 미만으로 소요되었다면 그 소요 시간을 그대로 기재한다(10초 미만인 경우는 첫 번째 자리에 "0"을 사용하여 **"09"**와 같이 기입한다).
대상자가 30초 이상 소요되었다면 **"30"**으로 기재하도록 한다.
대상자가 테스트를 시작했으나 완료하지 못했다면 **"77. 테스트 완료 전에 중단"**을 기입한다.

G3c. **보행 거리**

목적 집 주변이나 동네를 걸어 다니기 위한 평가대상자의 독립성을 평가하기 위함이다.

정의 필요시 부축을 받으며, 지난 3일간 쉬지 않고 한 번에 걸었던 최장 거리

방법 지난 3일 동안 평가대상자의 걷기에 대해 대상자와 가족 구성원에게 묻는다. 쉬지 않고 걸었던 최장 거리를 기록한다.

기입

0. 걸은 적 없음
1. 5m 미만
2. 5~49m
3. 50~99m
4. 100m 이상
5. 1km 이상

G3d. **스스로 휠체어 밀며 이동한 거리**

목적 집이나 동네 주변에서 비전동 휠체어나 비전동 스쿠터를 타고 이동하는 평가대상자의 독립성을 모니터링하는 것

정의 지난 3일간 한 번에 평가대상자 스스로가 휠체어의 바퀴를 굴려 이동했던 최장 거리(전동 휠체어를 독립적으로 사용하는 것도 포함)

방법 지난 3일간 평가대상자가 집이나 동네 주변을 이동했던 것에 대해 대상자와 가족에게 묻는다. 오랫동안 멈추지 않고 움직였던 최장 거리를 기록한다.

기입

0. 다른 사람들이 휠체어 밀어 줌
1. 전동 휠체어/노인용 스쿠터 사용
2. 5m 미만
3. 5~49m
4. 50~99m

5. 100m 이상

8. 휠체어를 사용하지 않음

G4. 활동 수준

목적

일상 활동이나 그 외 활동들을 통해 적당한 신체 활동을 하는 것은 평가대상자에게 여러모로 도움이 된다. 어떤 수준 이하로 활동을 적게 하는 것은 기능 저하를 더욱 가속시킬 수 있다.
평가대상자가 신체 운동을 하는 것에 의욕이 있는지, 평가대상자가 원하는 것이 무엇인지, 극복해야 하는 장애요인(barriers)이 무엇인지, 보건교육이 필요한지에 대해 파악하는 것은 중요하다.
많은 평가대상자는 건강을 유지하는 것에 관심이 있다. 그들은 대체로 생활습관이 중요하다는 것을 알고는 있지만, 종종 이런 생활습관이 건강유지에 얼마나 중요한지에 대한 구체적인 정보가 부족할 때가 많다. 예를 들어 사람들은 운동과 좋은 영양의 일반적인 중요성에 대해서는 이해하고 있으나, 어떤 형태의 지지나 도움 없이는 자신의 생활습관을 쉽게 바꿀 수 없거나 바꾸려 하지 않을 것이다.

G4a. 지난 3일 동안 운동이나 신체 활동을 한 총시간(예: 걷기)

정의

운동이나 신체 활동(exercise or physical activity) — 밖에서 걷기, 수영, 요가, 기계를 이용한 운동 등과 같이 중등도의 신체 활동을 하는 모든 운동

방법

평가대상자와 가족에게 지난 3일 동안 대상자가 걷기나 운동과 같은 신체 활동에 얼마나 참여했는지 물어본다.

기입

만약 누적 시간이 2시간에서 3시간 사이라면, **"2"**를 기입한다. 운동 시간은 하루 중 한 번에 일어난 것만을 의미하지 않는다. 몇 차례에 걸쳐 운동했다면 그 시간을 모두 합산한다.

0. 없음

1. 1시간 이하

2. 1~2시간

3. 3~4시간

4. 4시간 이상

G4b. 지난 3일 동안 현재 살고 있는 집이나 건물 밖으로 나가 본 일수

정의

집이나 건물 밖으로 나감 — 집 밖으로 나간 시간이 아무리 짧더라도 평가대상자가 집 밖으로 나갔던 것을 의미한다. 마당에 나가거나, 실외 베란다(porch)에 서 있거나, 거리를 걸어 다니는 것을 의미한다.

방법 평가대상자와 가족에게 지난 3일 동안 대상자가 밖에 나간 적이 얼마나 있는지 물어본다.

기입 만약 질병으로 혹은 날씨가 여의치 않아(예: 눈이 오거나, "열대성" 폭우가 있을 경우), 평가대상자가 집 밖으로 나갈 수 없었지만, 보통은 3일에 한 번은 나간다면, **"1"**을 기입한다.

0. 나간 적 없음

1. 지난 3일 동안 나간 적 없으나, 보통은 3일에 한 번은 나감

2. 1 ~ 2일

3. 3일

G5. 신체 기능 향상 가능성

목적 평가대상자가 자신의 케어에 더 독립적이고 잘 참여할 수 있는 능력의 가능성을 평가하는 것. 문항 G5a는 평가대상자의 개인 의견을 기록한다. 문항 G5b는 요양 전문가의 의견을 기록한다.

방법 평가대상자가 좀 더 자립(self-sufficient)할 수 있다고 생각하는 지표에 대해 평가한다. 의료 전문가들이 대상자와 가족에게 했던 말에 대해 물어본다. 그들이 말한 내용은 합리적으로 보이는가? 이에 대한 대상자의 묘사가 명료하고 분명한가? 기분이나 동기 관련 문제가 다루어진다면 좀 더 자립(self-sufficient)할 수 있는가? 요양 전문가들에게 평가대상자의 능력에 대한 그들의 인식에 대해 물어본다. 전문가들의 응답은 평가대상자의 인식과 평가자가 관찰한 것과 어떤 관계가 있는가? 대상자의 기능 수행 정도가 최근에 변했는지 평가한다. 변화를 유발시킨 급성적인 사건(acute episode)이 있었는가? 대상자가 최근의 질병이나 상태로부터 회복할 가능성은 어떠한가?

기입 **0. 아니요**

1. 예

신체 기능 향상 가능성 기입 방법의 예

S씨는 몇 년 동안 알츠하이머병이 있어 단기 기억과 장기 기억의 문제가 있었다. 그녀는 평가자에게 "만약 사람들이 나에게 하게 하면, 나 혼자 스스로 모든 일을 할 수 있어요."라고 말하였다. 그녀의 딸은 엄마를 위해 자신이 모든 케어 활동을 해 주어야만 한다고 말하였다.

G5a : "1. 예"

G5b : "0. 아니요"

G6. 90일 전과 비교한 ADL 상태의 변화(마지막 평가가 90일 이내였다면 마지막 평가와 비교)

목적 90일 전과 비교한(마지막 평가가 90일 이내였다면 마지막 평가를 기준으로) 평가대상자의 전반적인 ADL 자가수행의 변화를 기록하는 것

방법 평가대상자와 대화해 본다. 평가대상자에게 본인이 90일 전에 ADL 활동을 얼마나 잘 수행했었는지 물어본다. 90일 전과 비교하여 현재 ADL 상태는 어떠한가? 평가대상자가 이에 대해 응답한다면, 가족이나 일차 돌봄제공자에게도 물어본다.

기입 90일 전과 비교한 현재의 ADL 상태를 기입한다. 만약 여러 영역에서 변화가 있다면, 전반적 변화 경향을 기입하도록 한다.

0. 향상됨

1. 변화 없음

2. 감소됨

3. 불확실

G7. 운전

목적 지역사회에서 독립성의 한 측면을 평가하고, 평가대상자가 운전하는 것이 우려할 만한 일인지를 판단하는 것

정의

G7a. 지난 90일 중 차(탈 것)를 운전한 적 있음 — 예: 평가대상자는 상점에 가거나 누군가를 만나거나 병원에 가기 위해 운전함

G7b. 지난 90일 중에 운전한 적이 있을 경우, 누군가 평가대상자에게 운전을 줄이거나 그만 둘 것을 권한 적이 있음을 평가자가 알고 있음

방법 평가대상자에게 현재 운전하고 있는지, 그리고 향후 계속 운전을 할 것인지 물어본다. 운전은 민감한 문제일 수 있음을 알고 있어야 한다. 어떤 상태는 운전 능력에 일시적 또는 좀 더 영구적으로 장애를 일으킬 수 있다. 평가대상자에게 현재 운전할 수 있다고 생각하는지 물어본다. 만약 대상자가 확실하지 않다고 응답하면, 다시 운전을 하기 전에 운전 능력을 평가해 보기 위해 의사의 소견 또는 작업 치료사나 기타 적절한 전문가의 의견을 구해 보는 것을 권유한다.

기입

0. 아니요 또는 운전하지 않음

1. 예

Section H

배설 조절

H1. 방광 조절

목적 지난 3일간 평가대상자의 방광 조절 상태를 파악하고 기록하는 것

정의 본 문항은 일정한 배뇨 계획(scheduled toileting plans), 실금 훈련 프로그램(continence training programs), 소변 수집 도구(urinary appliances)와 같은 소변 조절 계획이나 장치 등을 고려한 배뇨 조절 상태를 나타낸다. 요실금은 소변이 조금이라도 새거나 젖은 것을 모두 포함한다.

방법 평가대상자의 배뇨 양상을 검토한다. 이러한 문제는 다른 사람이 없는 곳에서 물어보아야 한다. 방광 조절과 관련한 내용은 민감한 사항이며, 소변을 조절하려 애쓰는 평가대상자의 경우에는 특히 그러하다. 방광 조절의 어려움을 겪고 있는 많은 대상자는 처벌(retribution)이나 시설로 보내질 것에 대한 두려움으로 그들의 문제를 숨기려 할 수도 있다. 그리고 요실금을 정상적인 노화의 과정이거나 질병의 진행 과정의 일부로 생각하여 해결 방법이 없다고 오해하여 요실금 문제를 보고하지 않을 수도 있다. 실금에 대한 이런 공통적인 반응들이 있지만, 전문 의료인들이 섬세하고 솔직하게 실금 문제에 관해 질문할 경우 많은 대상자는 편안하게 받아들인다.

가족 돌봄제공자와 같이 평가대상자를 잘 아는 사람에게 방광 조절 양상에 대해 확인한다.

주말을 포함하여 지난 3일간, 하루 24시간에 걸친 방광 조절 상태를 고려해야 함을 기억한다.

기입 방광 조절 상태를 기록하기 위해서는 6단계의 척도가 사용된다. 지난 3일간 평가대상자의 방광 조절 정도를 기입하기 위해 한 개의 응답을 선택한다.

0. **조절함** — 완전히 조절함. 유도 배뇨(prompted voiding), 습관 훈련(habit training), 상기시켜 주는 것(reminder) 등과 관련된 귀띔이나 감독을 통한 조절도 포함. 어떤 종류의 도뇨관이나 다른 어떤 소변 수집 도구도 **사용 안 함**
1. **도뇨관이나 루(ostomy) 등을 이용하여 조절함** — 도뇨관이나 다른 소변 수집 도구를 이용하여 조절함
2. **드물게 실금함** — 지난 3일간은 실금 없으나, 실금한 적 있음(즉, 최근에 실금이 있었음)
3. **가끔 실금함** — 실금 있으나 매일은 아님(지난 3일 중 1~2일 동안 실금이 있었음)
4. **자주 실금함** — 매일 실금이 있으나, 약간의 조절은 가능(어떤 때는 실금하지 않기도 함)
   예: 낮에는 요실금이 없으나, 밤에는 실금함
5. **실금함** — 전혀 조절 못함. 거의 늘 하루에도 여러 번 실금함

8. 발생 안 함 — 지난 3일간 방광을 통한 배뇨가 일어난 적이 없음

만약 **"4. 자주 실금함"**인지 **"5. 실금함"**인지 확실하지 않을 경우에는, 소변을 조절하는 경우가 있느냐(**"4"**) 없으냐(**"5"**)를 기초로 하여 판단한다.

방광 조절 기입 방법의 예

Q씨를 매 식사 후, 자기 전, 수면 중 한 번씩 화장실에 데려간다. 그는 속옷이 젖은 적이 없으며, 소변이 잘 조절되는 것으로 생각된다.

"0" 조절함

R씨는 지난 3일 동안 유치도뇨관을 가지고 있었다. 그는 속옷이 젖은 적이 없었으며, 소변이 잘 조절되는 것으로 생각된다.

"1" 도뇨관이나 루(ostomy) 등을 이용하여 조절함

T씨는 대개 소변을 잘 조절하지만, 이뇨제를 복용하면서부터 지난 일주일 중 4~6일 동안 화장실까지 가는 것을 참지 못하고 가끔 실금한 적이 있다.

"2" 드물게 실금함

A씨는 매일은 아니지만 특히 피곤한 늦은 밤에 실금을 하곤 한다. 지난 2일 동안은 실금을 하지 않았지만, 3일 전에는 실금을 하였다.

"3" 가끔 실금함

U씨는 알츠하이머 말기 상태이다. 그녀는 매우 허약하고, 사지에 강직과 고통스러운 구축이 있는 상태이다. 특수 물침대에 거의 누워 지내고 있으며, 매 시간 체위 변경을 해 주고 있다. 지난 3일 동안 그녀는 화장실을 이용하지 못하고, 매번 실금을 하고 있다.

"5" 실금함

H2. 소변 수집 도구[패드/실금팬티(briefs) 제외]

정의

콘돔 카테터 — 남성 성기에 부착하여 소변을 모으는 장치

유치 도뇨관 — 지속적인 소변의 배출을 위해 방광 안으로 카테터를 넣어 두는 것으로 요도나 치골 상부를 통해 카테터를 삽입함

방광루(cystostomy) — 방광에 외과적 절개구를 내어 소변 수집 장치(요루주머니 urostomy bag)를 부착한 것

신루(nephrostomy) — 요관이 막혔을 경우 소변의 배출을 위해 사용되는 튜브, 스탠트, 카테터를 의미함. 카테터를 통해 소변이 체외로 배출되기도 하고, 방광으로 직접 모아지기도 함

요관루(ureterostomy) — 외과적인 소변 우회로로, 방광에서 요관을 떼내어 복부 표피에 부착한 소변 수집 장치로 연결시켜 놓은 것

방법

평가대상자와 돌봄제공자에게 물어본다. 모든 의무 기록지를 검토한다. 요관루 수집 주머니와 같이 겉옷으로 덮여 있기 때문에 잘 안 보이는 것들에 대해서는 반드시 질문한다.

기입

0. 없음

1. 콘돔 카테터

2. 유치 도뇨관

3. 방광루, 신루, 요관루

H3. 배변 조절

목적

지난 3일간 평가대상자의 배변 조절 양상을 파악하고 기록하는 것

정의

"배변 조절"이라는 용어는 배변 조절 프로그램이나 대변 수집 장치 등을 한 상태에서 대변이 유출되는 것과 같은 장 기능의 조절 상태를 의미한다.

방법

배변 조절에 대한 평가는 소변 조절 평가와 동시에 이루어져야 한다. 배변 조절 기능 또한 민감한 문제이므로, 조심스러우면서도 간단명료하게 이 문제에 대해 물어보도록 한다. 가족 구성원과 같이 평가대상자를 잘 아는 사람들에게 배변 조절 양상에 대해 확인한다. **하루 24시간, 지난 3일간**의 배변 조절 양상을 고려해야 한다.

기입

0. 조절함 — 완전히 조절함, 어떤 종류의 장루도 **사용 안 함**

1. 장루를 이용하여 조절함 — 지난 3일 동안 장루를 이용해 조절함

2. 드물게 실변함 — 지난 3일간 실변 없으나, 실변한 적 있음

3. 가끔 실변함 — 실변 있으나 매일은 아님

4. 자주 실변함 — 매일 실변 있으나, 약간의 조절은 가능

5. 실변함 — 전혀 조절 못함

8. 발생 안 함 — 지난 3일 동안 배변 활동 없음

H4. 패드 혹은 실금팬티(briefs) 착용

정의

흡수성이 있으며 일회용 또는 재사용 가능한 모든 종류의 속옷이나 물건을 말하며, 평가대상자가 실제 착용을 하거나 또는 실금으로 인해 젖는 것을 막기 위해 침상이나 의자에 두는 것을 의미한다. 평가대상자가 전혀 또는 거의 실금하지 않는데 침상에 패드를 통상적으로 깔아 두는 것은 포함하지 않는다.

기입

0. 아니요

1. 예

Section I

질병 진단

I1. 질병 진단

목적

평가대상자의 ADL 상태, 인지 상태, 기분이나 행동 양상, 의학적 치료, 간호 모니터링이나 사망 위험과 관련이 있는 현재의 질병 혹은 감염을 기록하는 것. 대개 이러한 상태는 평가대상자에게 필요한 케어의 종류나 수준에 영향을 미친다. 이미 치료가 되었거나 더 이상 대상자의 기능이나 케어 요구에 영향을 미치지 않는 상태들은 포함하지 않는다.

I

정의

근골격계

I1a. 고관절 골절 — 지난 30일 이내(마지막 평가가 30일 이내였을 경우 마지막 평가 이후)에 발생했으며 현재 상태, 치료, 모니터링 등에 지속적으로 영향을 미치는 고관절 골절. 고관절 골절 진단은 대퇴골 경부 골절, 대퇴골 전자부 골절, 골두하 골절을 포함

I1b. 다른 부위 골절 — 지난 30일 이내(마지막 평가가 30일 이내였을 경우 마지막 평가 이후) 고관절 이외의 모든 부위(예: 팔목)에 어떤 상태로 인해서든 (낙상이나 암으로 인한 뼈의 약화 같은) 발생한 골절

신경계

I1c. 알츠하이머병 — 다른 종류의 치매, 그리고 치매의 생리적 이유들을 제외한 퇴행성, 진행성 치매

I1d. 알츠하이머병 외의 다른 치매 — 기질적 뇌증후군(organic brain syndrome, OBS), 만성 뇌증후군(chronic brain syndrome, CBS), 노화, 노인성 치매, 다발성 뇌경색성 치매(multi-infarct dementia), 알츠하이머와 다른 신경계 질환 관련 치매[예: 피크병(Pick's disease), 크로이츠펠트-야콥병(Creutzfeldt-Jakob disease), 헌팅톤병(Huntington's disease) 등]

I1e. 반신마비 — 신체 한 쪽의 팔, 다리의 마비(일시적 또는 영구적인 감각, 기능, 운동 능력의 손상)로, 대개 뇌출혈, 혈전증, 색전증, 종양 등으로 인해 발생함

I1f. 다발성경화증 — 중추신경계의 탈수초화성(demyelination) 질환으로 전형적인 증상은 허약감, 조정력저하(uncoordination), 무감각, 언어장애, 시력 저하 등

I1g. 하반신 마비 — 양다리를 포함한 하체의 마비(일시적 또는 영구적인 감각, 기능, 운동 능력의 손상)

I1h. 파킨슨병 — 떨림, 근육 경직, 보행, 운동, 조절 능력의 저하를 특징으로 하는 뇌질환

I1i. 사지마비 — 양 팔다리 모두와 몸통의 마비(일시적 또는 영구적인 감각, 기능, 운동 능력의 손상)

I1j. 뇌졸중/뇌혈관질환 — 갑작스럽게 뇌혈관이 파열되거나 막힘으로써 심각한 출혈이나

국소적 폐색을 유발하는 것

심장/호흡기계

I1k. 심혈관질환 — 관상동맥 혈관의 경화 및 탄성 저하의 특징을 보이는 만성적 상태로 콜레스테롤, 지질, 지방식세포(脂肪食細胞)를 포함하는 플라그의 축적에 기인함

I1l. 만성폐색성폐질환 — 오랜 기간 동안 폐로 공기가 드나드는 데에 장애가 있는 모든 상태

I1m. 울혈성심부전 — 심장 안으로 들어온 혈액이 심박동을 통해 밖으로 다 나가지 못하는 상태로 혈관 내 혈액 누적, 신체 조직 내 수분 누적, 폐울혈을 일으킴

정신과

I1n. 불안증 — 비정신증적(nonpsychotic) 정신질환, 다음의 다섯 가지 종류가 있음

- 범불안장애(generalized anxiety disorder)
- 강박장애(obsessive-compulsive disorder)
- 공황장애(panic disorder)
- 공포증(phobias)
- 외상후스트레스장애(post-traumatic stress disorder)

I1o. 양극성 장애 — 조울증이나 양극성 장애와 같은 임상적 진단명이 있어야 함. 양극성 장애는 조울증의 최근 용어임

I1p. 우울증 — 평가대상자가 슬프거나 공허하게 느끼거나, 울 것 같은 우울한 기분, 사고력이나 집중력 감소, 일상생활의 흥미나 즐거움 상실, 불면증이나 과수면, 기력 상실, 식욕 변화, 절망감, 무가치함이나 죄책감 등을 특징으로 하는 기분장애. 죽음이나 자살에 대한 생각을 포함할 수도 있음

I1q. 정신분열증 — 망상, 환각, 와해된 언어, 행동, 사고와 정서적 둔마를 특징으로 하는 장애로, 편집형, 해체형, 긴장형, 미분화형, 잔류형과 같은 세부 종류로 나뉨

감염

I1r. 폐렴 — 박테리아나 바이러스로 인한 폐의 염증

I1s. 지난 30일 동안 요로감염 — 지난 30일 동안의 만성 또는 급성적인 증상을 포함. 의무기록에 이를 뒷받침하는 기록과 검사 결과가 있을 경우에만 기입함

기타

I1t. 암 — 비정상적인 세포의 분화로 인한 악성 물질의 성장이나 종양을 의미하는 것으로, 림프계나 혈류를 타고 신체 다른 부위에 전이될 수 있음

I1u. 당뇨 — 지속적인 갈증이나 과도한 소변 배출 증상이 나타나는 대사성 질환으로 인슐린 의존성 당뇨와 인슐린 비의존성 당뇨(식이조절형 당뇨)로 나뉨

방법

평가대상자에게 물어보고, 접근 가능한 모든 의무 기록을 검토한다. 평가대상자 담당 의료인에게 의견을 구하고, 대상자의 가족 구성원과도 대화를 해 본다.

기입

I1a~I1u까지의 모든 질병에 대해 아래에 있는 보기 중 가장 적절한 응답을 기입한다.

0. 진단 받은 적 없음

1. 현재 주 진단명임 — 현재의 서비스를 받고 있는 주요 이유가 되는 질병 진단임

2. 진단 받았으며, 이와 관련한 적극적 치료 받고 있음 — 치료에는 약물 치료, 치료적 재활 서비스, 상처간호, 정맥주사를 통한 항생제 치료, 흡인과 같은 의료적 또는 전문 간호 서비스 등이 포함됨

3. 진단 받았으며, 이를 모니터하고 있으나 적극적 치료는 받고 있지 않음 — 평가대상자는 검사나 활력 증후 측정을 통해 질병을 모니터하고 있긴 하지만, 적극적인 치료는 받고 있지 않음

I2. 기타 질병 진단

목적

현재 평가대상자의 ADL 상태, 인지 기능, 기분이나 행동 양상, 의학적 치료, 간호 감시, 사망의 위험과 관련하여 I1 영역에 나열되지 않은 질병이나 감염을 기록하는 것. 이미 치료가 되었거나 더 이상 대상자의 기능이나 케어 요구에 영향을 미치지 않는 상태들은 포함하지 않는다.

기입

빈칸에 진단명을 기재하고, 그 옆에 적합한 진단 코드(**"1"**, **"2"**, **"3"**)를 기재한다. 그리고 오른쪽 빈칸에 "한국표준질병·사인분류(ICD 코드)"를 기입한다. 적합한 한국표준질병·사인분류 코드를 선택하기 위해서는 의무 기록이나 진단 코드와 관련하여 필요하면 전문가에게 문의하거나 통계청 홈페이지(http://kostat.go.kr/kssc, 통계분류/한국표준질병·사인분류)를 참조한다.

주: 다른 진단을 기재하기 위해 필요하면 줄을 추가할 것

1. 현재 주 진단명임 — 현재 서비스를 받고 있는 주요 이유가 되는 질병 진단임

2. 진단 받았으며, 이와 관련한 적극적인 치료 받고 있음 — 치료에는 약물 치료, 상처 간호, 흡인과 같은 전문 간호 서비스 등이 포함됨

3. 진단 받았으며, 이를 모니터하고 있으나 적극적인 치료는 받고 있지 않음 — 평가대상자는 검사나 활력 증후 측정을 통해 질병을 모니터하고 있긴 하지만, 적극적인 치료는 받고 있지 않음

Section J
건강 상태

J1. 낙상

목적

평가대상자에게 낙상의 과거력이 있었는지를 알아보기 위한 것으로, 이는 향후 발생할 낙상이나 손상의 위험을 평가하는 데에 매우 중요한 요소이다. 적어도 한 번 이상 낙상의 과거력이 있는 평가대상자는 추후 낙상이 발생할 위험이 높다. 낙상은 집에서 케어를 받는 많은 평가대상자에게 질병이나 사망의 중요한 원인으로 알려져 있다. 6~10%의 낙상은 심각한 손상을 일으키며, 낙상으로 인한 고관절 골절은 전체 심각한 손상 중 약 절반 정도를 차지한다.

J

정의

낙상 — 바닥, 땅이나 다른 낮은 위치로의 의도하지 않은 자세 변화로, 타인에 의해 도움을 받고 있는 도중에 일어나는 낙상도 포함된다.

기입

0. 지난 90일 이내 없었음

1. 지난 30일 이내 없었으나, 31~90일 사이에 있었음

2. 지난 30일 이내 한 번 있었음

3. 지난 30일 이내 두 번 이상 있었음

J2. 최근 낙상

주: 마지막 평가가 최근 30일보다 이전에 있었거나, 본 평가가 최초 평가인 경우에는 이 문항을 생략하고 바로 J3으로 이동한다.

목적

평가대상자가 최근에 낙상 경험이 있는지를 알아보는 것. 지난 평가 이후 30일 이내에 실시하는 추후 평가(follow-up assessment)에서만 사용된다.

정의

낙상 — 의도하지 않게 바닥이나 땅과 같이 낮은 곳으로 몸이 이동하는 것을 말하며, 다른 사람들에 의해 보조를 받고 있는 상황에서 발생한 낙상도 포함된다.

기입

본 평가가 최초 평가이거나 마지막 평가 이후 30일 이상 지났다면 이 문항은 생략하도록 한다. 본 평가가 마지막 평가 이후 30일 이상 지난 후에 실시되는 추후 평가(중요한 상태 변화, 재이용 시 평가 등)일 경우, 기입하도록 한다.

0. 아니요, 지난 30일 이내 낙상 없었음

1. 예, 지난 30일 이내 낙상 있었음

정의

균형

J3a. 도움 없이는 스스로 일어서기 어렵거나 일어서지 못함

J3b. 서 있는 상태에서 몸을 돌려 반대 방향을 보는 것이 어렵거나 그렇게 하지 못함

J3c. 어지러움 — 평가대상자 자신이 빙빙 돌거나 주변 환경이 빙빙 돌고 있다는 불안정한 느낌

J3d. 불안정한 걸음걸이 — 평가대상자를 낙상의 위험에 놓이게 하는 걸음걸이로, 다양한 형태가 있음. 균형이 없어 보이거나 휘청거리며 걸음. 걸음걸이가 잘 조정되지 않거나 갑작스러운 움직임으로 걸음. 불안정한 걸음걸이의 예로는 큰 보폭의 부주의한 빠른 걸음, 부주의한 움직임, 발을 질질 끄는 것과 같은 비정상적으로 느린 걸음, 정지하거나 주저하는 듯하면서 걷는 넓은 보폭의 걸음 등이 있음

심장/호흡기계

J3e. 흉통 — 작열감, 압박감, 찌르는 듯한 느낌, 모호한 불편감 등으로 묘사되는 가슴 부위의 통증

J3f. 기도분비물 배출 어려움 — 지난 3일 동안(예: 악화나 통증으로 인해) 호흡기계 분비물을 배출시키기 위한 기침을 제대로 할 수 없다고 평가대상자가 보고하거나 관찰되거나, 분비물이나 가래를(예: 연하 곤란이나 통증으로 인해) 입이나(예: 가래의 점도, 기관절개관 입구에서 분비물 제거가 물리적으로 불가능함으로 인해) 기관절개관으로부터 모아 내지 못함. 예를 들어 기침을 하거나 가래를 뱉기에 너무 허약한 상태의 폐렴에 걸린 사람이나 분비물 관리를 위해 꼭 흡인을 해야 하는 근위축성 측삭경화증 환자 등이 있음

정신과적

J3g. 비정상 사고 과정 — 평가대상자를 관찰했을 때, 표현하는 사고의 형태나 방법에 명백한 이상이 있음. 연상이완, 사고의 단절, 사고의 비약, 사고의 이탈, 우원증, 음향연상, 지리멸렬, 신어 조작, 동음이의어 말장난 등이 있음

연상이완(loose associations) — 대화의 주제가 관련 없이 한 주제에서 다른 주제로 이동함

사고의 단절(thought blocking) — 문장 중간에 갑자기 멈추는 것으로, 원래 말하려고 했던 내용으로 돌아가거나 다른 생각으로 마무리할 수 없음

사고의 비약(flight of ideas) — 매우 빠르게 생각한 것을 표현하여, 듣는 사람이 이를 따라가기 어려움

사고의 이탈(tangentiality) — 어떠한 주제로 대화를 하던 도중 갑자기 주제에서 벗어나 관련 없고, 부적합해 보이는 내용의 말을 함

우원증(circumstantiality) — 대화의 목적이 없고, 불필요한 구체적인 언급을 많이 하며, 대화의 최종 지점에 도달하기가 어려움

음향연상(clang association) — 사고의 연결이 매우 빈약하여, 대화 시 운(韻, 각운, 음조가 비슷한 글자)을 맞추거나(rhyming) 동음이의어 말장난(punning)을 사용함

지리멸렬(incoherence) — 대화 내용이 명료하지 않고 혼란스러워, 듣는 사람이 대화 내용을 제대로 이해할 수 없음

신어조작(neologisms) — 몇 가지 단어로부터 새로운 단어를 만들어 내어, 듣는 사람이 이해할 수 없음

동음이의어 말장난(punning) — 소리는 비슷하나 뜻은 다른 단어를 사용함

J3h. **망상** — 상반되는 명백한 증거가 있음에도 불구하고 다른 사람과 공유할 수 없는 자신만이 지닌 고착화된 잘못된 믿음(예: 자신이 말기 질환에 걸렸다고 믿거나, 배우자가 외도를 한다고 생각하거나, 식당의 음식에 독이 있다고 생각하는 것)

J3i. **환각** — 실제적인 자극은 없으나 실제 일어나고 있다고 생각하는 잘못된 감각 지각. 환각은 청각(예: 목소리를 들음), 시각(예: 사람이나 동물을 봄), 촉각(예: 피부에 벌레가 기어다니는 느낌), 후각(예: 유독가스 냄새를 맡음), 미각(예: 이상한 맛이 남)에 걸쳐 모두 나타날 수 있음

신경학적

J3j. **실어증(aphagia)** — 뇌에 질병이나 손상으로 인해 발생한 언어장애로 자신의 생각을 표현(말하기나 쓰기)하는 데에 어려움이 있거나, 말이나 글로 된 것을 이해하는 데에 어려움이 있음

소화기계

J3k. **위산역류** — 위에서 인후로 소량의 위산이 역류함

J3l. **변비** — 3일 동안 배변 활동이 없거나 딱딱한 대변으로 배출이 어려움

J3m. **설사** — 원인에 관계없이 자주 묽은 대변을 보는 것

J3n. **구토** — 약의 독성, 인플루엔자, 정신과적 문제 등의 병인과 관계없이 위에 있는 내용물이 역류하여 올라오는 것

수면 문제

J3o. **수면을 시작하거나 유지하기 어려움, 너무 쉽게 잠을 깨거나 안절부절못함, 숙면을 취하지 못함**

- 잠을 자려고 시도할 때부터 실제 잠이 들 때까지의 시간이 길어짐
- 내재적인 요인으로 인해 계획한 시간 전에 잠에서 완전히 깨는 것(외부적인 원인으로 인해 깨는 상황은 제외)
- 반복적인 뒤척임, 움직임이나 잠을 깰 정도의 꿈 등을 동반하는 수면으로, 평가대상자는 잠을 자거나 잠에서 깨었을 때 편안하다고 느껴지지 않음
- 소리나 움직임 때문에 쉽게 잠에서 깨는 것으로, 잠이 든 이후 한 번 이상 깸

J3p. **과도한 수면** — 평가대상자가 정상 기능을 방해하는 수준으로 과도한 시간 동안 수면을

취함

기타

J3q. **흡인(aspiration)** — 폐로 음식물이나 물이 흡입되는 것

J3r. **발열** — 대개 감염으로 인해 발생하는 체온의 상승

J3s. **위장관계 출혈 또는 비뇨생식기계 출혈** — "위장관계 출혈"은 위장관 관련 검사나 직장 검진이나 잠혈 검사를 통해 진단된 출혈과 관련한 기록이 있어야 함. 출혈은 선홍빛 혈액과 같이 명백하게 나타날 수도 있고, 잠혈 검사 양성과 같이 숨어 있을 수도 있음. "비뇨생식기계 출혈"은 비뇨생식기계에 발생한 출혈을 의미하는 것으로, 어둡고 탁한 소변을 보는 경우는 출혈 여부에 대해 검사를 해 보아야 함. 이미 본 소변에 피가 섞여 있음을 육안으로 확인하거나, 요도구로부터 선홍빛 피가 나오는 것을 볼 수도 있음

J3t. **위생** — 매우 단정치 못하고 엉클어진 위생 상태로, 문화적으로 적절하다고 여겨지는 정도를 넘어선 위생의 불량 상태가 관찰됨. 불량한 위생은 피부 손상의 위험을 높이고, 다른 건강 문제나 심리적 문제를 동반함

J3u. **말초부종** — 발, 발목, 다리에 비정상적으로 수분이 차 있는 것

방법

평가대상자에게 물어봄 — 자신의 증상을 다른 사람에게 말하지 않았을 수도 있다. 가족 구성원이나 돌봄제공자에게 물어본다. 접근 가능한 모든 의무 기록들을 검토한다.

기입

0. 없음

1. 있으나, 지난 3일간 나타나지 않음

2. 지난 3일 중 하루 나타남

3. 지난 3일 중 이틀 나타남

4. 지난 3일 중 매일 나타남

J4. 호흡곤란

정의

숨이 멈추거나 숨이 차는 것을 평가대상자가 보고하거나, 이러한 증상이 관찰된다.

방법

평가대상자에게 숨이 차는 증상이 있는지 물어본다. 숨이 찬다고 응답하면, 증상이 격한 운동 시에 나타나는지 일상생활활동을 할 때 나타나는지 휴식 중에 나타나는지 확인한다. 평가대상자가 응답을 할 수 없다면 의무 기록을 검토하고 의료진이나 가족의 의견을 참고한다.

기입

아래의 보기에서 적절한 응답을 선택하되, 지난 3일 동안 가장 심각하게 발생했던 증상을 기준으로 기입한다. 지난 3일 동안에는 없었으나 평가대상자가 활동할 때 발생할 수 있다면, 대개 호흡곤란을 유발시킬 수 있을 만한 활동 수준(일상생활활동 또는 중간 정도의 활동)에 따라 보기를 선택한다.

"중간 정도의 활동"은 장거리 걷기, 두 계단씩 오르기, 정원 가꾸기 등과 같은 신체적 활동을 의미하며, "평상시 일상 활동"은 목욕하기, 이동하기와 같은 ADL과 식사 준비, 쇼핑하기와 같은 IADL을 의미한다.

0. 증상 없음

1. 휴식 시에는 증상 없으나, 중간 정도의 활동 시에는 증상 있음

2. 휴식 시에는 증상 없으나, 평상시 일상 활동을 할 시에는 증상 있음

3. 휴식 시에도 증상 있음

J5. 피로

목적

피로나 기력 저하의 정도를 기록하기 위한 것. 피로는 만성질환이나 말기 질환과 관계가 있다.

정의

피로 — 압도적이거나 지속적인 지친 느낌으로 신체 활동 또는 정신 활동 기능의 저하를 유발하는 것을 의미한다.

정상적인 일상생활활동 — 모든 ADL(목욕하기, 이동하기 등)과 IADL(식사 준비, 장 보기 등)을 포함한다.

기입

다음 나열된 보기 중에서 적절한 응답을 기입한다. 지난 3일 동안 피로감이 없었으나 평가대상자가 활동할 때 발생할 수 있다면, 피로감을 유발시킬 수 있을 만한 활동 수준에 따라 보기를 선택한다.

0. 없음

1. 최소한 — 기력은 감소했으나, 일상 활동은 완전히 수행함

2. 중간 정도 — 기력의 감소로 인해, 일상 활동을 **완전히 마칠 수 없음**

3. 심한 피로 — 기력의 감소로 인해, **일부** 일상 활동을 **시작할 수 없음**

4. 어떤 일상 활동도 시작할 수 없음 — 기력의 감소로 인함

J6. 통증 증상

주: 항상 평가대상자에게 통증의 빈도, 강도, 조절에 대해 직접 물어보도록 한다. 평가대상자를 직접 관찰하고 평가대상자와 접촉이 있는 사람에게 물어보도록 한다.

목적

평가대상자가 경험하는 통증의 빈도와 강도를 기록하는 것. 이 문항은 통증의 징후를 파악하고, 통증 관리 중재에 대한 평가대상자의 반응을 모니터링하는 데에 사용될 수 있다. 상당수의 통증이 있는 대상자들이 적절치 못한 관리를 받거나 아예 관리를 받지 못하고 있다. 특히 만성적인 비암성 통증은 종종 간과되거나 치료되지 않았는데, 그러한 가장 큰 이유는 많은 사

람이 나이가 들면 원래 아픈 것이며, 이러한 통증을 감소시킬 방법이 없다고 잘못 생각하고 있기 때문이다.

정의 **통증** — 대개 실제 혹은 잠재적인 조직 손상과 관련이 있는 "불유쾌한 감각과 정서적 경험"으로, 어떤 신체 부위에라도 발생하는 신체적 통증이나 불편감을 의미한다.

방법 통증은 매우 주관적이다. 즉 평가대상자가 통증이라고 말하는 것이 통증이다. 통증이 있음을 나타내거나 그 통증의 강도를 측정할 수 있는 객관적인 지표나 테스트는 존재하지 않는다. 평가대상자가 경험하는 통증은 조직 손상의 종류나 정도와 비례하지 않을 수 있다. 때로는 만성 통증을 유발하는 한 가지의 특정 원인을 밝혀내기는 어렵지만, 평가대상자가 거부하지 않는 한, 원인을 모른다 하더라도 통증을 평가하고 조절해 주어야 한다.

통증의 존재와 강도에 대한 가장 정확하고 신뢰할 수 있는 증거는 평가대상자의 진술이다. 인지 기능이 손상된 평가대상자라 하더라도 통증에 대한 자가보고는 신뢰할 만한 자료로 고려되어야 한다.

그러나 평가자가 단순히 "통증이 있나요?"라고 물어본다면 정확한 응답을 얻지 못할 수 있다. 평가대상자는 보통 "통증"을 수술이나 발목을 삐는 것과 같이 급성적인 사건 이후의 강렬한 경험으로 생각할 수 있기 때문이다. 예를 들어 휠체어에 타거나 화장실에 가기 위해 움직일 때 발의 통증이 "발생"하나, 대개는 큰 불편을 주지 않는 경우, "통증"이 없다고 답할 수 있다. 평가대상자들은 보통 통증을 "불편감", "작열감", "아픔", "찌르는 듯함", "조이는 듯함", "묵직함", "쓰림", "찌릿함", "고통" 등과 같이 약간 다른 단어들을 사용한다.

만약 평가대상자가 통증이 있다고 언급한다면, 조절되고 있는 정도에 대해 물어본다. 평가대상자가 자신이 어떤 종류의 통증을 느끼고 있는지 평가자에게 말하지 못한다면, 신음을 내거나, 움츠리거나, 몸의 한 부분을 감싸거나 보호하는 것같이 통증이 있음을 나타내는 징후를 관찰한다. 일부 환자들에게서는 통증의 유무를 구별하기 어렵다. 예를 들어 치매 환자는 통증이 있다는 것을 소리를 지르는 것과 같은 특정한 행동으로 표현하긴 하지만, 말로 표현하기는 불가능할 수 있다. 이러한 행동들은 단지 통증만을 의미하는 것은 아니라도, 평가자는(평가를 통해) 통증을 그런 행동들보다 우선시할지 결정할 필요가 있다. 필요하다면, 평가대상자와 자주 접촉하는 사람에게 평가대상자가 지난 3일 동안 통증이 있다고 호소하거나 통증 있음이 관찰되었는지 물어본다. 그러나 우선 **가장 먼저** 평가대상자에게 통증의 빈도와 강도에 대해 직접적으로 물어보아야 한다.

J6a. **통증을 호소하거나 통증이 있음이 드러나는 빈도**

정의 얼마나 자주 평가대상자가 통증을 경험하는지 측정(통증을 보고하거나 보임). 얼굴을 찡그리거나, 이를 악물거나, 신음을 내거나, 만졌을 때 움츠러드는 등 통증이 있음을 알 수 있는 비언어적 표시를 모두 포함한다.

기입 **0. 통증 없음**

1. 통증이 있으나, 지난 3일간 나타나지 않음

2. 지난 3일 중 1 ~ 2일간 나타남

3. 지난 3일 동안 매일 나타남

J6b. **현재 있는 가장 심한 통증의 강도**

정의 평가대상자가 보고하거나, 평가대상자에게서 관찰된 통증의 정도를 측정. 현재의 가장 높은 수준의 통증을 기록한다.

기입

0. 통증 없음

1. 약한 통증

2. 중간 정도의 통증

3. 심한 통증

4. 끔찍하거나 극심한 통증

J6c. **통증의 지속 정도**

정의 평가대상자의 관점에서 통증의 빈도(약해졌다 강해지는)를 측정

기입

0. 통증 없음

1. 지난 3일 동안 단 한 번 있었음

2. 간헐적임

3. 지속적임

J6d. **돌발적 통증(breakthrough pain)**

정의 지난 3일 동안 갑작스럽게 발생한 극심한 급성 통증을 경험한 적이 있는가. 돌발적 통증은 복용 중인 진통제로 조절되지 않을 정도로 극심하거나, 한계 용량의 진통제로도 조절되지 않는 통증이 반복적으로 나타난다.

기입

0. 없음

1. 있음

J6e. **통증의 조절**

정의 (평가대상자의 관점에서) 통증을 조절하기 위한 현재의 치료 방법의 적합성. 평가대상자 자신, 돌봄제공자, 대상자를 돌보는 직원에 의해 대상자에게 적용되고 있는 약물, 마사지, 경피적 신경전기자극 치료기(Transcutaneous Electrical Nerve Stimulator: TENS)나 기타 치료 방법이 적합한가 적합하지 않은가를 나타낸다.

기입

0. 통증 문제 없음

1. 현재 통증은 견딜만 함. 통증 치료를 시작, 변경할 필요 없음

2. 현재 치료 방법으로 통증이 적절히 조절되고 있음

3. 현재 치료 방법을 잘 따를 경우 통증이 잘 조절되나, 때때로 처방에 따르지 않음

4. 현재 치료 방법을 따르긴 하지만, 통증이 적절히 조절되지 않음

5. 현재 통증 치료 방법을 따르지 않음. 통증이 적절히 조절되지 않음

J7. 상태의 불안정성

정의

J7a. 현재의 질병이나 상태가 인지, 일상생활, 정서, 행동 양상 등을 불안정하게 만듦(변동, 위태, 악화) — 예를 들어 평가대상자는 통증을 일으키고 운동이나 감각에 장애를 일으키는 궤양성 대장염, 류머티스 관절염, 다발성 경화증과 같은 질병을 가지고 있을 수 있으며, 타인에게 의존적이 되거나 우울증이 나타나기도 함

J7b. 급성적 문제를 경험하거나 만성적 또는 재발성 문제를 악화 — 평가대상자에게 급성적으로 건강 문제의 증상(예: 최초로 발생한 심근경색, 약물 부작용, 인플루엔자)이 나타나거나, 재발성 문제(예: 흡인성 폐렴, 요로감염)가 갑작스럽게 나타남. 또는 만성적이었던 문제가 갑작스럽게 나타나거나 악화됨(예: 천식의 과거력이 있었던 평가대상자에게 새롭게 호흡곤란 증상이 나타남, 울혈성 심부전이 있는 평가대상자에게 하지부종이 심각해지고 정신착란 증상이 나타남, 수년 동안 관절염을 앓아 온 평가대상자에게 갑작스러운 관절통과 부종이 나타남). 이러한 급성 문제는 대개 갑자기 발생하고, 제한된 시간 동안 지속되며, 의사의 평가가 요구됨

J7c. 생존 기간이 6개월 이하의 말기 질환 상태 — 의사의 임상적 판단에 평가대상자가 6개월 이하의 생존이 예측되는 말기 질환의 상태라는 것을 대상자나 가족이 들음

방법

평가대상자와 대상자의 가족에게 물어본다. 모든 의무 기록을 검토한다. 평가자는 말기 질환(J7c)에 대해 평가대상자에게 직접 묻는 것이 적절한지 임상적으로 판단하도록 한다.

기입

0. 아니요

1. 예

J8. 스스로 표현한 건강 상태

방법

평가대상자에게 “전반적으로 건강 상태가 어떠하신지요?”라고 물어본 후, 아래의 보기 중에서 평가대상자의 응답을 선택하여 기록한다. 평가대상자의 건강 상태에 대해 평가자가 추측하여 기입하거나, 가족이나 친구, 다른 정보원들의 평가를 기입하지 않도록 한다. 이 문항은 반드시 스스로 표현하는 내용을 바탕으로 기입되어야 한다. 만약 평가대상자가 인지 기능 장애로 인해 응답을 할 수 없거나 응답을 거부하는 경우, 이 문항에 대해 깊이 생각하거나 대상

자의 응답을 추측하지 말고, 응답 불가(거부) 보기를 기입하도록 한다.

기입

0. 매우 좋음

1. 좋음

2. 보통

3. 나쁨

8. 응답 불가(혹은 거부)

J9. 담배와 술

J9a. 매일 흡연 여부

목적

평가대상자가 매일 흡연하는지 여부를 평가하는 것

정의

담배 — 시가나 담배, 기타 흡인하는 다양한 담배 제품(tobacco product that is inhaled)을 말한다.

방법

평가대상자에게 직접 물어본다. 담배 관련 질문은 평가대상자에게 민감한 문제이거나 평가자에게 불편한 감정을 유발시킬 수도 있다. 이러한 감정에 대해 잘 숙지하도록 한다. 평가대상자에게 흡연 여부에 대해 "담배를 피우시나요?"와 같이 단순하고 비판단적인 질문을 한다. 만약 피운다고 대답하면, 흡연 빈도를 물어본다. 평가대상자가 평가받는다는 느낌이나 뭔가 잘못하고 있다는 느낌이 들지 않도록 정중하게 얘기를 꺼내도록 한다. 예를 들어 "제가 했던 다른 질문처럼, 어르신에 대해 좀 더 알고 싶은 부분이 있습니다. 뭔가 잘못하고 있다는 게 아닙니다."라고 말할 수 있다. 흡연에 대해 가족이나 돌봄제공자에게 확인해 보는데, 평가대상자가 있는 곳에서 물어보지 않도록 한다.

기입

0. 아니요

1. 보통 매일 흡연 하나, 지난 3일간은 피우지 않음

2. 예

J9b. 음주 여부

목적

지난 14일 동안 한자리에서 마신 최대 잔 수를 파악하여 평가대상자에게 잠재적 음주 관련 문제가 있는지 확인하는 것

정의

술 — 맥주, 와인, 혼합주, 양주 등

한자리에서(single sitting) — 저녁 식사 때, 친구들과 만날 때, TV 볼 때와 같이 주어진 일정한 시간을 의미한다.

방법 평가대상자에게 술을 마시는지 직접적으로 물어본다. 필요하다면 가족에게도 물어본다. 때때로 대상자와 가족에게 따로 물어보는 것이 신중한 방법이다. 대상자에게 "술을 드십니까?"라고 질문을 시작하고, 마신다고 대답하면 "지난 14일을 돌이켜 생각해 볼 때, 한 번에 가장 많이 드셨을 때 몇 잔을 드셨습니까?"라고 질문한다.

기입 평가대상자가 지난 14일 동안 한 번에 가장 많이 마신 잔 수를 기입한다.

0. 아니요

1. 1잔

2. 2~4잔

3. 5잔 이상

Section K

구강과 영양 상태

K1. 신장과 체중

목적

평가대상자의 영양 및 수분 공급 상태, 일정 기간 동안의 체중의 안정성을 모니터링하기 위해 현재의 신장과 체중을 기록하는 것. 예를 들어 부종이 있었던 평가대상자는 이뇨제를 복용함으로써 체중 감소를 기대할 수 있다. 그리고 체중 감소는 열량 섭취의 제한, 운동 프로그램 참여로 인한 의도된 결과일 수도 있고 또는 영양 섭취 부족이나 영양 장애 등과 같은 의도치 않은 상태로 인해 유발될 수도 있다.

문항 K1a **신장은 센티미터(cm)**로, 문항 K1b **체중은 킬로그램(kg)**으로 기록한다. 지난 30일간 가장 최근에 잰 체중에 기초한다.

K

K1a. 신장

방법

줄자나 다른 신장 측정 장치를 활용하여 센티미터(cm) 단위로 신장을 측정한다. 만약 가장 최근에 측정한 신장이 1년 이상 지난 것이라면, 평가대상자의 신장을 다시 측정하도록 한다. 가능하면 눈금이 올바로 조정된 측정 장치를 사용하여 측정하되, 만약 시설 내 측정 장치가 없다면 평가대상자나 가족, 돌봄제공자에게 추정치를 물어본다.

소수점 첫째 자리에서 반올림하여 센티미터(cm)로 기재하도록 하며, 신발을 벗는 등 규칙에 따라 일정하게 키를 측정하도록 한다.

기입

각 칸에 한 숫자씩 기입한다.

K1b. 체중

방법

지난 30일 이내에 측정한 가장 최근의 체중을 기준으로 한다. 정수로 만들기 위해 소수점 이하는 반올림한다. 소변을 본 후에나 식사 전에 측정하는 등 규칙에 따라 일정하게 체중을 측정한다. 체중계를 사용하여 측정하되, 만약 시설 내 체중계가 없다면 평가대상자나 가족, 돌봄제공자에게 추정치를 물어본다.

기입

한 칸에 한 숫자를 기입한다. 소수점 첫째 자리에서 반올림하여 세 자리 정수로 기입하되, 체중이 100kg 미만인 경우 첫째 자리에 "0"을 기입한다.

K2. 영양 관련 문제

목적

예기치 않게 체중이 눈에 띄게 감소했다면, 쇠약(failure to thrive), 잠재적인 심각한 의료적 문제 또는 신체적·인지적·사회적 요인으로 인해 영양 섭취가 부족함을 의미할 수도 있다.

K2a. **최근 30일 이내 5% 이상 또는 최근 180일 이내 10% 이상의 체중 감소**

방법 평가대상자와 가족에게 지난 30일에서 180일 동안의 체중 변화에 대해 물어본다. 가능하다면 실제 기록된 체중을 이용하되, 만약 체중 기록이 없다면 대상자에게 체중 변화에 대한 주관적인 의견을 물어본다. "지난 설날"과 같이 약 6개월 전을 알 수 있는 특정한 사건은 대상자의 180일 전 체중을 기억하게 하는 데 도움이 될 수 있다. 평가자는 "체중이 몇 킬로그램(kg) 정도 감소한 것 같으세요?"와 같이 물어봄으로써 응답하는 데에 도움을 주고, 여기에 평가대상자가 응답한 것을 기록된 자료나 평가자가 추측한 대상자의 체중과 머릿속으로 비교해 본다. 또한 평가자는 "체중이 많이 감소했던 적이 있나요? 예전보다 훨씬 말랐거나 쇠약해졌다고 느껴지나요?"라고 물어보거나 "옷이 매우 헐렁해 보이는데, 6개월 전에 지금보다 훨씬 살이 쪘었나요?"라고 물어볼 수도 있다.

K2b. **탈수 또는 BUN/Cr > 25**

방법 탈수를 알아내는 것은 어려울 수 있다. 증상과 징후(예: 일정 시간 동안 심한 구토)에 근거한 평가자의 임상적 판단을 기록한다. 탈수의 증상으로는 어지러움, 혼미, 소변량 감소, 피부 긴장감 감소, 건조한 점막, 변비, 발열, 소변 농축 정도, 몸무게 변화 등이 나타날 수 있다. 탈수 상태를 나타내는 검사 결과(예: BUN/Cr > 25)를 기입할 수도 있다.

K2c. **하루 1,000cc 미만의 수분 섭취**

정의 지난 3일 동안 전혀 혹은 거의 수분을 섭취하지 않았다.

K2d. **수분 배출이 섭취를 초과**

정의 평가대상자의 수분 손실량이 수분 섭취량보다 많다(예: 구토, 열, 설사 등으로 인한 수분 손실이 수분 보충량을 초과함).

K3. 영양 섭취 방법

목적 연하 기능은 다양한 질병 과정과 기능 상태 저하로 인해 영향을 받을 수 있다. 연하 능력의 저하로 인해 음식을 먹을 때 사레들리거나 폐로 흡인이 될 수도 있는데, 이러한 경우 질병 이환이나 사망을 초래할 수도 있다. 종종 연하 기능 장애가 있는 평가대상자들의 경우, 입을 통해 음식물을 삼키도록 하기 위해 음식물이나 액체류의 점도를 조절해 주어야 한다. 이 문항은 연하 곤란이 있는 경우 필요한 식이 변경에 대한 구체적인 설명을 제시하고 있다.

방법 평가대상자를 관찰하고 대화해 본다. 가능하다면 평가대상자의 의사, 영양사, 언어치료사의 의무 기록지를 검토한다.

기입 제시된 보기 중에서 현재의 연하 곤란 증상에 적응하기 위한 식이 처방을 가장 잘 표현한 것을 고른다.

0. 정상 — 모든 종류의 음식을 삼킴

1. 제한이 있으나 독립적임 — 예: 유동식은 조금씩 마시며, 제한된 고형식을 함. 식이 변경의 필요성은 없어 보임

2. 고형식을 삼키려면 식이 변경이 필요함 — 예: 기계적 식이(다지거나 으깨거나 간 음식 등) 또는 특정 음식만 섭취할 수 있음

3. 유동식을 삼키려면 식이 변경이 필요함 — 예: 걸쭉한 유동식

4. 다지거나 으깬 고형식과 걸쭉한 유동식만 삼킬 수 있음

5. 경구와 비경구/관 영양을 같이함

6. 비위관 영양 섭취만(nasogastric tube feeding only)

7. 위루관만(abdominal feeding tube only) — 예: 경피적내시경위루관(PEG tube)

8. 비경구 영양만(parenteral feeding only) — 예: TPN 같은 모든 종류의 비경구 영양 포함

9. 평가 기간 동안 영양 섭취가 없었음 — 지난 3일 동안 평가대상자는 어떠한 형태의 영양 섭취도 하지 않았음

K4. 치아 또는 구강

목적 지난 3일 동안 구강 내에 문제가 있는가를 기록하는 것

정의

K4a. 의치 착용(탈부착 인공보철물) — 평가대상자는 상부 또는 하부 치아의 일부 또는 전체를 대신하는 인공치아를 가지고 있으며, 의치는 평가대상자 본인 또는 타인에 의해 탈부착이 가능함

K4b. 부러졌거나, 조각나거나, 흔들리는 등 온전하지 않은 치아들이 있음 — 평가대상자는 빠졌거나, 깨졌거나(치아 일부의 손실), 흔들리는(건드리면 움직임) 치아를 가지고 있음

K4c. 구강 건조를 보고함 — 평가대상자는 구강이 건조하거나 입으로 음식물을 이동시키는 데 어려움을 보고함

K4d. 씹는 데 어려움이 있음을 보고함 — 평가대상자는 원인(예: 잘 맞지 않는 의치, 저작 기능 관련한 신경학적 장애나 측두하악관절 통증이나 치통)에 상관없이, 통증이나 장애는 없지만 음식을 씹기 어려움

방법 위에 나열된 증상에 대해 평가대상자에게 물어본다. 가능하다면 식사 시간 동안 평가대상자를 관찰한다. 저작이나 연하장애, 구강 통증을 유발시킬 수 있는 구강 내의 비정상적인 요소에 대해 조사한다.

기입	**0.** 아니요
	1. 예

Section L

피부 상태

목적 평가대상자의 피부 상태를 알고, 궤양의 유무와 단계를 파악하고, 기타 피부 상태를 기록하고, 있을 수 있는 모든 족부 문제를 기록하는 것

L1. 가장 심한 압박성 궤양(욕창) 부위의 단계

목적 지난 3일 동안 평가대상자의 신체에 발생한 가장 심한 압박성 궤양에 대해 기록하는 것

정의 **압박성 궤양(욕창)** — 지속적인 압력에 의해 발생한 피부 상처로서, 대개 뼈의 돌출 부위에 발생하며, 육안으로 보이는 조직 손상의 정도에 따라 단계가 구분된다.

방법 평가대상자와 가족들에게 궤양이 있는지 물어본다. 만약 궤양이 있다면 평가자는 직접 그 부위를 관찰하여 궤양의 단계를 확인해야 한다(아래 "기입" 참고).

평가대상자가 압박성 궤양이나 다른 피부 상태 문제로 인해 의사의 진찰을 받았었는지 물어본다. 평가자는 평가대상자의 집에 방문한 손님이기 때문에 대상자의 전체 피부를 관찰하기는 어려울 것이다. 인지 상태가 명료한 평가대상자에게는 피부 시진을 하지 않더라도 피부 상태에 대해 좋은 정보를 얻을 수 있다. 의자에 주로 앉아 있거나 와상인 대상자들에게는 엉덩이, 허벅지, 허리 하부, 발뒤꿈치에 특히 주의를 기울이면서 피부 시진을 하도록 한다.

때로는 어두운 피부색을 지닌 대상자에게서는 피부의 발적(1단계 궤양)이 있는지 파악하기 어렵다. 1단계 궤양을 알아내기 위해서는 아래와 같은 것을 찾아보도록 한다.

- 궤양 호발 부위 조직 질감의 변화
- 궤양 호발 부위 피부 외양의 변화(예: 오렌지 껍질 같은 모양 혹은 옅은 자줏빛)
- 자세히 들여다보았을 때, 조직 균열을 덮고 있는 심하게 건조한 딱지

기입 **0. 압박성 궤양 없음**

1. 피부에 지속적인 발적 있는 부위 있음 — 피부 일부에 지속적으로 발적이 일어나 있고, 압력이 제거된 후에도 발적이 사라지지 않음. 피부 손상은 없음. "1단계"로 구분함

2. 피부층의 일부 손실이 있음 — 피부의 벗겨짐, 수포, 얕게 파인 부분(crater)이 육안으로 보이는 부분적인 피부층의 소실. "2단계"로 구분함

3. 피부에 깊게 파인 부분(crater)이 있음 — 피부의 전층이 소실되어 피하조직이 노출됨. 깊게 파인 부분(crater)이 보이며 인접 조직의 손상이 있을 수도 있고 없을 수도 있음. "3단계"로 구분함

4. 근육 또는 뼈가 보이는 피부 파열이 있음 — 피부의 전층과 피하조직이 모두 소실되어 근육이나 뼈가 노출됨. "4단계"로 구분함

5. 기재 불가[예: 괴사된 가피(necrotic eschar)로 덮여 있음]

L2. 압박성 궤양 과거력

목적

향후 압박성 궤양이 발생할 위험 요소인 압박성 궤양의 과거력에 대해 기록하는 것

방법

평가대상자에게 현재는 나았지만 이전에 압박성 궤양이 있었는지 물어본다. 퇴원 기록지를 포함한 예전 의무 기록지, 임상 경과 기록지, 업무 흐름도, 케어 플랜을 검토하면 과거력의 정보를 얻을 수도 있다. 필요하다면 평가대상자의 예전 피부 상태에 대해 잘 아는 가족이나 돌봄제공자에게 확인한다.

기입

적절한 응답을 찾아 기입한다.

0. 없음

1. 있음

L3. 압박성 궤양 이외의 피부 궤양 존재 여부

목적

압박성 궤양이 아닌 피부 궤양 존재 여부(예: 정맥성 궤양, 동맥성 궤양, 정맥-동맥 혼합 궤양, 당뇨병성 족부 궤양)를 알아보는 것

정의

혈류의 저하로 인해 하지에 발생하는 개방성 피부 병변이다.

기입

적절한 응답을 찾아 기재한다.

0. 없음

1. 있음

L4. 압박성 궤양 이외의 주요 피부 문제

정의

압박성 궤양 이외의 주요 피부 문제 — 병변(lesions), 2~3도 화상, 회복 중인 외과적 수술 부위

화상 — 열, 전기, 화학물질, 방사선 노출 등으로 인한 국소적 또는 전신적 조직 손상

기입

적절한 응답을 찾아 기재한다.

0. 없음

1. 있음

L5. 찢어지거나 베인 피부 상처(수술 상처 제외)

정의

피하조직이 드러나 보이는 피부의 외상으로 수술 절개 부위는 제외한다.

기입

적절한 응답을 찾아 기재한다.

0. 없음

1. 있음

L6. 기타 피부 문제나 피부 상태의 변화

목적

앞 문항들에서 평가한 내용인 궤양, 찢어지거나 베인 피부 상처, 주요한 피부 문제 이외의 다른 피부 문제가 있는지 기록하는 것

정의

기타 피부 상태의 변화 — 멍, 발진, 소양증, 반점(mottling), 대상포진, 간찰진(intertrigo), 습진

발적 — 일시적인 피부 발진

반점 — 신체 일부의 피부색이 변화한 상태

습진 — 소양증, 비특이적 형태와 분포, 건조한 피부와 가려움증이 주요 특징이며, 각질이 생길 수도 있음

기입

적절한 응답을 찾아 기재한다.

0. 없음

1. 있음

L7. 족부 문제

정의

건막류(bunions), 망치족지(hammer toes), 발가락 겹침(overlapping toes), 구조적 문제(structural problems), 감염, 궤양을 포함

기입

적절한 응답을 찾아 기입한다.

0. 족부 문제 없음

1. 족부 문제가 있으나, 걷는 데에 지장 없음

2. 족부 문제가 있어, 걷는 데에 지장을 줌

3. 족부 문제로 인해 걷지 못함

4. 족부 문제가 있으며, 다른 이유들로 인해 걷지 못함

Section M
투약

M1. 복용하고 있는 모든 약 목록

목적

평가대상자가 복용하고 있는 모든 처방 약물 및 비처방 약물의 목록을 작성하여 약물에 대한 평가를 촉진하는 것. 이 영역은 임상의들이 약물 투여나 약물복용 실패와 관련한 잠재적인 문제들(예: 한 개 이상의 약물복용의 결과로 평가대상자가 경험할 수도 있는 신체적, 정서적인 문제)을 발견하는 데에 도움을 줄 수 있다. 예를 들어 얼마나 자주 평가대상자가 PRN(필요시 투여) 진통제, 수면제, 변완화제를 사용하는가를 파악하는 것은 다학제 팀(interdisciplinary team)이 이러한 약물을 사용하게 된 기저 문제에 대한 추가적인 평가를 실시하도록 하거나, 임상의가 실금, 섬망과 같은 특정 문제를 유발시킨 약물을 찾아낼 수 있도록 도와준다.

정의

약물 — 평가대상자가 지난 3일 이내에 복용한 모든 처방약(prescribed), 비처방약(nonprescribed), 일반의약품(over-the-counter medications)을 포함한다. 약물은 경구, 눈이나 피부에 도포, 주사, 정맥주사 등으로 투여될 수 있다. 현재는 투여하고 있지 않지만 지난 3일간 투여받았거나 이 기간 동안 PRN(필요시 투여) 처방을 받은 약물을 모두 포함한다. 또한 지난 3일 동안 투여하지는 않았으나 1개월에 한 번 투여받는 비타민 주사와 같은 약물 유지 계획에 처방된 약물도 포함된다.

M1에 포함된 용어들의 추가적인 정의는 M1a부터 M1g에 개별적인 설명을 참고한다.

방법

적당한 때에 평가대상자와 가족들에게 지난 3일 동안 실제 투약했던 모든 약물에 대해 물어본다. 단지 처방된 약물이 아니라, 구입한 방법과 상관없이 실제 투약한 모든 약물에 대한 것임을 기억해야 한다.

평가대상자와 가족들에게 지난 3일 동안 대상자가 현재 복용하고 있거나 복용했던 모든 약물들을 꺼내 보여달라고 요청한다. 이는 실제 약통을 확인하여, 정확한 약물명과 용량, 빈도를 기입할 수 있도록 한다. 만약 대상자가 스스로 약물들을 꺼내 보여줄 수 없다면 약물들에 대해 검색해 보는 것을 제안한다. 평가를 위해 약물에 대해 자료를 기입하면서, 언제, 그리고 얼마나 자주 각각의 약물을 복용하는지를 파악하기 위해 대상자와 함께 약물의 스케줄을 확인한다. 구입한 방법에 상관없이 대상자가 복용하는 모든 약물(처방약 및 비처방약)에 대해 알아야 할 필요가 있음을 설명한다. 어떤 경우에는 대상자의 약국으로부터 현재 약물 처방 내역을 받아볼 수도 있다. 그렇다면 그 목록이 현재의 것인지, 대상자가 각각의 약물을 실제로 복용하고 있는지, 특히 PRN 약물이었는지, 그리고 대상자가 그 약국에서만 약물을 구입하는지에 대해 확인해야 한다. 추가적으로 대상자가(혹은 다른 사람이 대신) 약국에서 일반의약품을 구입하는지 물어보고, 대상자가 평가자에게 말한 건강 문제(변비, 알레르기, 피부 발적, 진균 감염)와 관련하여 복용하고 있는 특정 약물이 있는지 물어본다. 또한 대상자는 지난 며칠 이내에 의사를 방문했을 수도 있다. 이런 경우 약물 처방이 변경되었는지 물어본다. 만약 바뀌었다고 한다면 추가하거나 삭제하도록 한다. 대상자가 평가 기간 동안 실제 그 약물을 먹지 않았다면 새로 추가된 약물이라 하더라도 기록하지 않는다.

대상자에게 지난 3일 동안 **투여된**(실제 삼키거나 흡입하거나 주사 맞거나 피부나 눈 등에 넣은) 모든 약물을 기록한다. 또한 지난 3일간 투여되지는 않았지만 대상자의 정기적인 투약 스케줄에 포함되어 있는 약물 처방(예: 1개월에 한 번 B_{12} 주사)도 기록하도록 한다.

PRN 약물은 실제로 지난 3일 동안 투약한 것만 기록한다.

평가 도구나 컴퓨터에 자료를 기입하는 동안 약물을 빠뜨리지 않기 위해 약물 목록을 두 번 정도 확인한다. 현재 투여 중지되었지만, 지난 3일간 투여된 약물은 포함되어야 한다는 것을 기억한다.

M1 문항의 작성 지침은 광범위하다. 각 약물 기록마다 M1a부터 M1g까지 주의 깊게 검토해야 하는데, 이 영역의 모든 빈칸(M1a, M1b 등)을 채우기 위해서는 이 모든 정보들이 필요하기 때문이다. 문항 설명 마지막에 있는 연습 문제를 작성해 보도록 한다.

M1a. 약품명

정의 약물의 명칭을 의미한다. 성분명(generic name)이나 상품명(trade name) 모두 가능하다.

기입 평가 도구의 첫 번째 열에 약물의 이름을 약통에 보이는 대로 정확하게 적는다. 기입하는 방법에 대한 설명은 M1c 아래에 있는 "약품명, 용량, 단위 기재 방법의 예"를 참조한다.

M1b. 용량

정의 투여받은 용량을 의미한다. 이러한 용량은 양수이다(예: 0.5, 5, 150 또는 300).

방법 약물 용기에 보이는 대로, 의사의 처방된 용량을 정확하게 "용량" 아래에 있는 열에 기록한다. 예를 들어 약물 라벨에 "Acetaminophen 650mg"이라고 적혀 있다면 실제 평가대상자에게 325mg짜리 알약을 투약했다 하더라도 "Acetaminophen 325mg 2알"이라고 기록하지 않도록 한다. **주: 소수점 이후 자리에 자리값 표기를 위한 0은 기록하지 않도록 한다. 예를 들면 6mg은 "X.0 mg"이 아니라 "X mg"로 기록하는 것이 맞다. 소수점 자리 이전의 자리값을 위한 0은 꼭 사용해야 한다. 즉 ".X mg"이 아니라 "0.X mg"이 맞다.**

때때로 약물의 용량은 지난 3일간의 평가 기간 동안 변경될 수도 있다. 이런 경우, 약물의 개별 용량은 각기 따로 기록하도록 한다.

기입 방법에 대해서는 M1c 아래에 있는 "약품명, 용량, 단위 기입 방법의 예"를 참고하도록 한다.

M1c. 단위

기입 다음에 나열된 단위 목록을 활용하여 기재한다.

gtts(drops), **mEq**(milli-equivalent), **puffs**, **gm**(gram), **mg**(milligram), **%**(percent), **L**(liter), **ml**(milliliter), **units**, **mcg**(microgram), **oz**(ounce), **other**(기타)

약품명, 용량, 단위 기입 방법의 예

2013년 8월 11~13일 평가 기간 동안 평가대상자의 약통과 복용한 약물을 확인하여 작성한 목록

- Lasix 40 mg daily po
- Acetaminophen 325 mg 2알 3~4시간 간격으로 PRN PO(지난 3일 동안 3회 투여)
- B_{12} 1cc q month IM(2013년 8월 8일에 투여)
- Isopto Carbachol 1.5% 2 drops left eye tid(하루에 3회)
- Robitussin DM 5cc at bedtime as needed po(지난 3일 동안 투여되지 않음)
- Mortrin 400 mg qid by mouth(2013년 8월 11일에 투여)
- Dilantin 300 mg at bedtime, by mouth(2013년 8월 11일에 투여)

a. 약품명	b. 용량	c. 단위	d. 투여 경로	e. 빈도	f. PRN	g. 처방 여부
Lasix	40	mg				
Acetaminophen	650	mg				
B_{12}	1	mL				
Isopto Carbachol 1.5%	2	gtts				
Mortrin	400	mg				
Dilantin	300	mg				

주. Robitussin DM은 지난 3일 동안 투여되지 않았으므로 기록되지 않음

M1d. **투여 경로**

기입 다음에 나열된 목록을 활용하여 기입한다.

po(경구), **rec**(직장), **et**(경관), **sl**(설하), **top**(국소), **td**(경피), **im**(근육내), **ih**(흡입), **eye**(눈), **iv**(정맥내), **nas**(코), **other**(기타), **sub-q**(피하)

투여 경로 기입 방법의 예

평가대상자가 먹고 있는 약물에 대한 검토를 통해 기록한 약물 목록(2013년 8월 11~13일 평가 기간 동안)

- Mylanta 15cc after meals, by mouth
- Zantac one tab(150 mg) every 12 hours via G-tube
- Tansderm nitro patch 2.5, 1 patch daily(피부에 부착)
- Humulin N 15 units before breakfast daily sq

• Lasix 80 mg intravenous

• Acetaminophen suppository, one via the rectum(650 mg) every 4 hours as needed(지난 3일 동안 2회 투여)

a. 약품명	b. 용량	c. 단위	d. 투여 경로	e. 빈도	f. PRN	g. 처방 여부
Mylanta	15	cc	**po**			
Zantac	150	mg	**et**			
Tansderm nitro patch 2.5	1	other	**td**			
Humulin N	15	units	**sub-q**			
Lasix	80	mg	**iv**			
Acetaminophen suppository	650	mg	**rec**			

M1e. **빈도**

정의 일, 주, 월마다 약물이 투여되는 횟수를 의미한다.

방법 다음에 나열된 목록을 활용하여 기입한다. 기록 방법에 대해서는 M1f 아래에 있는 "빈도와 PRN 기재 방법의 예"를 참고하도록 한다.

q1h(한 시간에 한 번), **q2h**(두 시간에 한 번), **q3h**(세 시간에 한 번), **q4h**(네 시간에 한 번), **q6h**(여섯 시간에 한 번), **q8h**(여덟 시간에 한 번),

daily(하루에 한 번),
bed(자기 전), **bid**(하루에 두 번, 12시간마다), **tid**(하루에 세 번), **qid**(하루에 네 번), **5d**(하루에 다섯 번), **q2d**(이틀에 한 번), **q3d**(사흘에 한 번),

weekly(일주일에 한 번),
2w(일주일에 두 번), **3w**(일주일에 세 번), **4w**(일주일에 네 번), **5w**(일주일에 다섯 번), **6w**(일주일에 여섯 번), **1m**(한 달에 한 번), **2m**(한 달에 두 번), **other**(기타)

M1f. **PRN(필요시 투여)**

정의 필요에 의해 또는 "긴급(SOS)"하게 투여되는 약물을 의미한다.

방법

0. 없음

1. 있음

빈도와 PRN 기입 방법의 예

평가대상자가 먹고 있는 전체 약물에 대한 검토를 통해 기록한 약물 목록(2013년 8월 14~16일 평가 기간 동안)

- Ampicillin 250 mg every 6hrs for 10 days, by mouth(8월 10일에 시작)
- Beconase nasal inhaler 1 puff twice a day
- Compazine suppository 5 mg as needed for nausea(8월 15일에 투여)
- Lanoxin 0.25 mg 이틀에 한 번, 다른 날에는 Lanoxin 0.125 mg
- Peri-Colace 2 capsules at bedtime, by mouth
- Humulin N 15 units before breakfast daily sq. 매일 오후 4시에 혈당 체크
  Sliding Scale insulin: 혈당 200~300인 경우 Humulin R 5 units, 혈당 300 이상인 경우 10 units
  (8월 14일 혈당 255 나와 5 units 투약, 8월 16일 혈당 305 나와 10 units 투약)
- (비처방 약물) Claritin 1 tablet(10 mg) each day, 지난 3일 동안 3회 투약함

a. 약품명	b. 용량	c. 단위	d. 투여 경로	e. 빈도	f. PRN	g. 처방 여부
Ampicillin	250	mg	po	**q6h**	**0**	
Beconase	1	puffs	nas	**bid**	**0**	
Compazine suppository	5	mg	rec	**q3d**	**1**	
Lanoxin	0.25	mg	po	**q2d**	**0**	
Lanoxin	0.125	mg	po	**q2d**	**0**	
Peri-Colace	0.125	mg	po	**bed**	**0**	
Humulin N	15	units	sub-q	**daily**	**0**	
Humulin R	5	units	sub-q	**q3d**	**0**	
Humulin R	10	units	sub-q	**q3d**	**0**	
Claritin	10	mg	po	**daily**	**0**	

M1g. **처방 여부**

기입

0. 아니요

1. 예

약품 기입 방법의 예

평가대상자가 먹고 있는 전체 약물에 대한 검토를 통해 기록한 약물 목록(2013년 8월 11~13일 평가 기간)

- Lanoxin 1 tablet(0.125 mg) daily, by mouth
- Haldol 1 mg liquid every 8 hrs as needed(지난 3일 동안 2회 투여)
- Ampicillin liquid 250 mg q 6hrs by mouth
- Acetaminophen 650 mg 4 times a day, by mouth
- Humulin N 15 units before breakfast daily sq
- 매일 오후 4시에 혈당 체크. Sliding Scale insulin: 혈당 200~300인 경우 Humulin R 5 units, 혈당 300 이상인 경우 10 units(8월 11일 혈당 255 나와 5 units 투약, 8월 13일 혈당 233 나와 5 units 투약)
- Transderm nitro 1 patch once a day, 피부에 부착
- Diazepam 3 mg at bedtime, by mouth

a. 약품명	b. 용량	c. 단위	d. 투여 경로	e. 빈도	f. PRN	g. 처방 여부
Lanoxin	0.125	mg	po	daily	0	
Haldol	1	mg	po	q2d	1	
Ampicillin	250	mg	po	q6h	0	
Acetaminophen	650	mg	po	qid	0	
Humulin N	15	units	sub-q	daily	0	
Humulin R	5	units	sub-q	q2d	0	
Transderm nitro	1	other	td	daily	0	
Diazepam	3	mg	po	bed	0	

M1 문항 작성 연습 문제

이 연습 문제는 평가자가 M1 문항 전체 M1a부터 M1g까지 작성하는 것을 연습하기 위해 설계되었다. 아래에 있는 약물 목록을 활용하여 다음 장에 있는 빈칸을 채우도록 한다. 다 작성하고 나면 다음 장에 있는 정답이 기재되어 있는 표와 비교해 본다.

연습 문제를 위한 평가 기간은 2013년 9월 1~3일이다.

- Inderal 40 mg twice a day, by mouth
- Artificial tears 1 drop to each eye, 4 times a day
- Anusol-HC suppository 1 via rectum as needed(지난 3일 동안 1회 투여)
- Amoxicillin 500 mg every 6 hours through the G-tube

- Benylin cough syrup 2 table spoon every 4 hrs as needed by mouth(지난 3일 동안 총 10회 투여)
- Darvocet-N 100 2 tabs q 4~6 hours as needed, by mouth(지난 3일 동안 5회 투여)
- Heparin lock flush 10 units daily
- Ditropan syrup 2.5 mg daily, by mouth
- Nitro Transdermal 0.4 mg 1 patch daily(피부에 부착)
- Novolin N 24 units before breakfast
- 매일 아침 식전에 혈당 체크
  Sliding Scale insulin: 혈당 200 이상인 경우 Novolin R 10 units(지난 3일 중 2일 동안 10 units 투여)
- Questran 1 packet with each meal by mouth
- Quinine sulfate 325 mg 1 capsule at bedtime
- Coumadin 2.5 mg 1 tablet daily, by mouth(9월 3일에 처방 종료)
- Coumadin 5 mg 1 tablet daily, by mouth(9월 4일에 처방 시작)
- Maalox 15 cc as needed for indigestion by mouth(지난 3일 동안 투여된 적 없음)

a. 약품명	b. 용량	c. 단위	d. 투여 경로	e. 빈도	f. PRN	g. 처방 여부

a. 약품명	b. 용량	c. 단위	d. 투여 경로	e. 빈도	f. PRN	g. 처방 여부
Inderal	40	mg	po	bid	0	
Artificial Tears	1	gtt	top	qid	0	
Anusol-HC suppository	1	other	rec	other	1	
Amoxicillin	500	mg	et	q6h	0	
Benylin cough syrup	2	other	po	tid	1	
Darvocet-N 100	200	other	po	bid	1	
Heparin lock flush	10	units	iv	daily	0	
Ditropan syrup	2.5	mg	po	daily	0	
Nitro Transdermal	0.4	mg	td	daily	0	
Novolin N	24	units	sub-q	daily	0	
Novolin R	10	units	sub-q	q2d	0	
Questran	1	other	po	tid	0	
Quinine sulfate	325	mg	po	bed	0	
Coumadin	2.5	mg	po	daily	0	

주: Maalox는 지난 3일 평가 기간 동안 투여되지 않았으므로 기록되지 않았다. 비슷하게 Coumadin 5 mg은 평가 기간 동안 투약되지 않았으므로 기록되지 않았다. 이것은 그다음 날이 되어서야 투약이 시작되었다.

M2. 약물 알레르기

목적 처방 약물이나 비처방 약물 중 평가대상자에게 알레르기가 있는지 확인하는 것

정의 알레르기는 특정한 약물이나 약물군에 대해 심각한 부작용이 있었던 경험을 말한다.

방법 평가대상자에게 예전에 어떤 약물에 대해 알레르기나 어떠한 반응이 있었던 적이 있는지 물어본다. 모든 경로로 투여된 처방 약물 및 비처방 약물에 대한 반응 모두 포함한다.

기입 적절한 응답을 찾아 기입한다.

0. 아는 한 없음

1. 있음

M3. 의사 처방 약물복용에 대한 순응도

목적 의사가 처방한 약물을 평가대상자가 잘 복용하고 있는지 확인하는 것

정의 평가대상자는 **"처방된 대로"** 실제로 약물을 복용하고 있다.

방법 평가자는 이미 평가대상자의 투약 정보를 파악하고 있을 것이다. 파악한 처방 약물과 투여 가능한 약물에 대한 대상자 순응을 비교해 본다. 처방 시기를 고려했을 때 남아 있는 약물이 적절해 보이는가? 평가대상자와 돌봄제공자는 약물복용에 대해 정확한 내용을 얘기하고 있는가? 이 문항은 처방된 약물의 적절성에 대해 평가하기 위한 것이 아님을 명심한다.

기입

0. 항상 처방된 약물을 잘 복용함

1. 80% 이상 잘 복용함 — 지난 3일 동안, 하루 24시간 동안 평가대상자는 처방된 약물의 20% 미만을 복용하지 않음

2. 처방 약품 미구입 등의 이유로 80% 미만으로 복용함 — 지난 3일 동안, 하루 24시간 동안 평가대상자는 처방된 약물의 20% 이상을 복용하지 않음

8. 처방 약물이 없음 — 평가대상자는 어떠한 약물 처방도 받지 않았음

Section N

치료 및 처치

N1. 예방

목적

이 문항은 직원이 평가대상자에게 건강 관련 상담이나 예방적 케어와 관련하여 충족되지 못한 부분이 있는지 파악하는 데에 도움이 될 수 있다.

방법

평가대상자에게 아래에 나열된 건강 관련 평가를 받았었는지 물어본다.

N1a. 지난 1년 이내에 혈압을 측정함 — 평가대상자는 지난 1년 이내에 의사로부터 혈압 측정을 받음

N1b. 지난 5년 이내에 대장내시경 검사를 받음 — 대장내시경을 통해 전체 대장(항문부터 맹장까지) 검사를 받음

N1c. 지난 1년 이내에 치아 검진을 받음 — 평가대상자는 지난 1년 이내에 치과의사, 구강외과의사, 치위생사로부터 치아 검진을 받음

N1d. 지난 1년 이내에 안과 검진을 받음 — 평가대상자는 지난 1년 이내에 안과의사, 검안사, 의사, 간호사로부터 안과 검진을 받음

N1e. 지난 2년 이내에 청력 검사를 받음 — 평가대상자는 지난 2년 이내에 청각 전문가(audiologist)나 의사로부터 청력 검사를 받음

N1f. 지난 1년 이내에 인플루엔자 예방접종을 함 — 평가대상자는 지난 1년 이내에 인플루엔자 예방접종을 받음

N1g. 지난 2년 이내에 유방 방사선검사 또는 유방 검진을 받음(여성만) — 평가대상자는 지난 2년 동안 유방 방사선검사(mammogram)나 유방 검진(breast examination)을 실시함

N1h. 지난 5년 이내에 또는 65세 이후에 폐렴 예방접종을 함 — 평가대상자는 지난 5년 이내에 또는 65세 이후 폐렴 예방접종을 받음

기입

적절한 응답을 선택하여 기입한다.

0. 아니요

1. 예

N

N2. 지난 3일 동안 받았거나 계획되었던 치료와 프로그램(마지막 평가가 지난 3일 이내에 이루어졌다면 마지막 평가 이후를 기준으로)

목적

처방된 치료 내역을 검토하고, 평가대상자가 처방 내역을 얼마나 잘 따랐는가를 알아보는 것. 이 문항은 지난 3일 동안(마지막 평가가 3일 이내에 이루어졌다면 마지막 평가 이후를 기준으로) 받았거나 계획되었던 특수 치료, 요법(therapies), 프로그램을 포함한다. 이는 외래 방문이나 집에서 받은 서비스도 포함한다.

정의

치료

N2a. 항암 화학 치료 — 다양한 경로를 통해 투여되는 모든 유형의 화학 치료(항암제)를 포함

N2b. 투석 — 현재 집이나 시설에서 받고 있는 복막 또는 혈액 투석을 포함

N2c. 감염 관리 — 예: 격리, 전염병의 확산을 방지하기 위한 활동 억제 또는 강제 격리

N2d. 정맥내 투약(IV medication) — 중심 또는 말초혈관을 통해 투입(push or drip)되는 모든 종류의 약물이나 생물학적 제제(예: 조영 물질)를 포함. Heparin lock 유지를 위해 식염수나 헤파린을 주입하는 것이나 약물이 섞이지 않은 수액을 정맥으로 맞는 것은 포함되지 않음

N2e. 산소요법 — 마스크나 캐뉼라 등을 통해 지속적 또는 간헐적인 산소를 투여

N2f. 방사선치료 — 방사선치료를 하거나 방사능 물질을 삽입하는 것을 포함

N2g. 흡인 — 구강인두(oropharyngeal), 비인두(nasopharyngeal), 기관을 통한 흡인을 포함

N2h. 기관절개관 관리 — 캐뉼라를 제거하거나 적절한 용액을 이용하여 기관절개관과 주변 피부를 청결히 하는 것을 포함

N2i. 수혈 — 전혈이나 혈소판과 같은 모든 종류의 혈액을 투여받는 것을 포함

N2j. 인공호흡기 또는 호흡 보조 기구 — 자가호흡이 불가능하거나 불가능하게 될 수 있는 사람들에게 적절한 호흡을 할 수 있도록 해 주는 기계로, 전기 또는 공기로 인한 압력이 발생하는 폐쇄 체계인 기계적 호흡 보조 장치임. 지난 3일 동안 인공호흡기나 호흡 보조 기구를 떼는 과정(being weaned off)에 있는 사람도 포함

N2k. 상처간호 — 붕대 적용[예: 거즈 드레싱, 식염수 및 기타 용액을 적용하는 드레싱, 투명 드레싱, 하이드로겔 드레싱, 습윤 드레싱(dressings with hydrocolloid or hydroactive particles)], 상처 소독, 피부 상태 치료를 위해 연고나 외용약물 적용(예: 코티손, 항진균제제, 화학 치료 제제 등), 외과적 또는 화학적인 상처의 괴사 조직 제거(debridement), 봉합사 제거 등을 포함

프로그램

N2l. 배뇨 훈련 프로그램 — 화장실에 데려다 주거나, 소변수집기를 주거나, 화장실에 갈 것을 알려주는 계획을 의미함. 집에서는 가족이나 급여를 받는 도움제공자(paid help)에 의해 행해질 수 있음. 습관 훈련(habit training)이나 배뇨 유도 프로그램(prompted voiding program)을 포함

N2m. 완화 케어 프로그램 — 통증이나 호흡곤란과 같은 불편한 증상을 경감시키기 위한 공식적인 프로그램. 완화 케어를 받는 사람들은 대개 말기 질환을 가지고 있으나, 여명기간이 6개월 미만이라는 예후가 있을 수도 있고 없을 수도 있음(예: 이미 수개월이나 수년을 생존했을 수도 있음)

N2n. 체위 변경 프로그램 — 주기적으로 침상에서 옆 방향이나 등쪽으로 체위를 변경해 줌. 새로운 방향으로 체위가 변경되면 머리, 몸, 팔, 다리가 통증이 최소화된 자세로 놓였고, 기능 상태가 향상되고, 뼈 돌출 부위의 압력이 최소화된다고 생각할 수 있음

방법 나열된 각각의 치료나 프로그램을 받았는지 평가대상자에게 물어본다.

기입

0. 의사 처방도, 수행된 것도 없음

1. 의사 처방은 있었으나, 수행되지 않음

2. 지난 3일 동안 1~2일

3. 지난 3일 동안 매일

N3. 공식적 서비스 — 지난 7일간 제공된 시간(총일수와 분 수)

목적 지난 7일 동안(이전 평가가 7일 이내라면, 이전 평가 또는 입원 이후) 케어나 케어 매니지먼트를 제공하는 공식적 돌봄제공기관에서 받은 서비스의 시간(분 수)을 알아보는 것

정의 **케어(care)** — 공식적 기관 또는 서비스 제공자가 제공하는 직접적인 서비스(ADL, IADL 도움 둘 다), 제공받는 케어의 관리(예: 투약 스케줄 설정, 욕구 케어를 위한 계획), 치료적 서비스 등을 포함한다.

N3a. 방문 요양 — 통상적으로 요양보호사가 수행하는 "직접적인(hands-on)" ADL 보조와 단순 모니터링(예: 혈압 측정) 서비스

N3b. 방문 간호 — 통상적으로 간호사가 수행하는 보다 복잡한 평가, 침습적인 중재(전문적 치료), 교육, 의뢰 서비스

N3c. 가사 도우미 — 통상적으로 가사일 서비스, 쇼핑, 식사 준비와 같은 IADL 보조를 포함하는 서비스

N3d. 식사 배달 — 바로 먹거나 향후 먹을 수 있는 준비된 식사를 배달해 줌[예: 가정배달급식(meals-on-wheels)]

N3e. 물리 치료 — 자격을 갖춘 물리 치료사가 제공하거나, 자격을 갖춘 물리 치료사의 직접적인 감독하에 자격을 갖춘 물리 치료 보조원이 제공한 서비스도 포함됨. 요양보호사가 제공하는 서비스는 포함되지 않음

N3f. 작업 치료 — 자격을 갖춘 작업 치료사가 제공하거나, 자격을 갖춘 작업 치료사의 직접적인 감독 하에 자격을 갖춘 작업 치료 보조원이 제공한 서비스도 포함됨. 요양보호사가 제공하는 서비스는 포함되지 않음

N3g. 언어 치료 및 청각 서비스 — 자격을 갖춘 언어치료사에 의해 제공된 서비스로, 연하 능력이나 청력에 대한 평가, 연하 치료, 말하기 치료, 의사소통 치료, 청력 보조기 제공과 교육을 실시함

N3h. 심리 치료(면허 소지 정신건강 전문가에 의한) — 자격을 갖춘 정신건강 전문가(예: 정신과의사, 심리학자, 정신전문간호사, 정신전문사회복지사)에 의해 제공된 치료

방법

평가대상자나 요양보호사에게 현재 케어를 받고 있는 기관, 관계의 성격, 케어나 케어 매니지먼트를 제공하는 데에 소요되는 총시간에 대해 물어본다. 만약 가능하다면, 이 응답을 확인하기 위해 서비스나 케어 매니지먼트를 제공하고 있는 기관에 연락해 본다. 평가대상자의 집에 있는 서비스 기록지를 확인하고 가능하다면 기관의 서류를 검토해 본다.

기입

첫째 열에 일수(최대 = 7)를, 둘째 열에 한 칸에 숫자 하나씩 시간(분수)을 기입한다. 평가자가 입수 가능한 정보를 기반으로 하여 평가대상자에게 제공되고 있는 서비스의 형태에 가장 적합한 항목을 선택한다. **동일한 서비스에 대해 두 번 기입하지 않도록 한다.** 만약 기관으로부터 다음과 같은 케어를 받고 있지 않다면, 해당 칸에 **"0"**을 기입한다. 평가대상자가 개인적으로 받고 있는 케어에 대해서는 기입하면 안 된다.

공식적 서비스 기입 방법의 예시

지난 7일 동안 평가대상자는 홈케어기관으로부터 3일간 2시간씩 목욕을 도와주는 방문 요양 서비스를 받았고, 평가대상자와 가족과 함께 투약에 대해 검토하고 신체 평가를 하는 방문 간호 서비스를 1시간 15분간 한 번 받았다. 그리고 청소를 위해 3시간 30분의 가사 도우미 서비스를 한 번 받았다. 추가적으로, 평가대상자는 "방문 자원봉사" 기관에서 3일 동안 하루에 1시간씩 자원봉사 서비스를 받았으며, 개인적으로 2일간 총 4시간 30분 동안 유료 언어치료 서비스를 받았다.

	지난 7일 중 일수	지난 7일 중 총분		
a. 방문 요양	3	3	6	0
b. 방문 간호	1	0	7	5
c. 가사 도우미	1	2	1	0
d. 식사 배달	0	0	0	0
e. 물리 치료	0	0	0	0
f. 작업 치료	0	0	0	0
g. 언어 치료 및 청각 서비스	0	0	0	0
h. 심리 치료(면허 소지 정신건강 전문가에 의한)	0	0	0	0

N4. 지난 90일 동안 병원 이용, 응급실 이용, 의사 방문(마지막 평가가 90일 이내라면 마지막 평가 이후)

N4a. 하룻밤 이상 급성기 병원 입원

목적 지난 90일 동안(또는 마지막 평가가 90일 이내라면 마지막 평가 이후) 평가대상자가 병원에 하루 이상 입원했던 적이 몇 번인가를 기록하는 것

정의 하루 이상의 입원이 요구된다는 의사의 진단 하에 공식적으로 평가대상자가 입원한 것을 말하며, 이는 당일 수술(day surgery)이나 외래 서비스(outpatient services) 등을 위한 입원을 포함하지 않는다.

방법 평가대상자와 가족에게 이전에 입원했던 경험에 대해 확인한다. 가능하다면, 의무 기록을 확인한다. 때로는 최근 병원 입원과 관련한 전송 내역이나 청구서를 받아 보는 것도 가능할 것이다.

기입 병원에 입원했던 횟수를 적는다. 지난 90일 동안 병원에 입원했던 적이 없으면 모두 **"0"**을 기입한다. 만약 한 자리 숫자라면, 첫 번째 칸에 0을 기입한다.

N4b. 응급실 방문(하룻밤 이상 머문 경우 제외)

목적 지난 90일 동안(평가대상자가 90일 이내에 마지막 평가를 했을 경우, 마지막 평가 이후) 평가대상자가 입원 전 응급실에 머무는 것이 아닌 치료나 검사를 위해 응급실에 방문한 적이 있는가를 기록하는 것

방법 평가대상자와 가족에게 물어보고, 가능하다면 입원과 관련된 전송 내역을 검토한다.

기입 지난 90일 동안(마지막 평가가 90일 이내라면 마지막 평가 이후) 응급실에 방문한 횟수를 기입한다. 응급실을 간 적이 없다면 **"0"**을 기입하되, 평가대상자가 응급실에 하루 이상 있다가 바로 입원하게 되는 경우는(위 문항의 입원에 포함되므로) 응급실 이용에는 포함하지 않도록 한다. 만약 한 자리 숫자라면, 첫 번째 칸에 0을 기입한다.

N4c. 의사 방문

목적 지난 90일 동안(마지막 평가가 90일 이내라면 마지막 평가 이후) 평가대상자의 의사 방문에 대해 기록하는 것

정의 평가대상자가 의사를 방문하거나 의사가 평가대상자의 집을 방문하는 것을 의미한다.

기입 의사가 평가대상자를 검진한 일수를 기입한다. 만약 없다면 "0"을 기입한다.

N5. 물리적 억제

정의

예를 들어 평가대상자의 팔다리를 구속하거나 대상자의 침대 난간을 올려놓거나, 대상자가 앉아 있을 때 의자 억제대가 적용되어 있다.

기입

억제대의 목적이 무엇이든 상관없이, 평가대상자가 지난 3일 동안 물리적으로 억제되어 있는지를 기입하도록 한다.

0. 아니요

1. 예

Section O
책임

01. 법정 후견인(legal guardian)

목적 평가대상자가 법원이 임명한 대리인(예: 성년 후견인)이 있는지 파악하는 것

정의 평가대상자에 대해 법적인 책임을 지니고 있는 사람이다.

기입 적절한 응답을 찾아 기입한다.

0. 없음

1. 있음

Section P

사회적 지지

P1. 2명의 주요 비공식 도움제공자

목적

평가대상자의 비공식 돌봄(caregiver)제공자 지지 체계를 평가하는 것. 이것은 평가대상자가 홈케어기관과 맺고 있는 공식적 관계와는 다르다.

정의

도움(helper)제공자 1 — 일차 비공식 도움제공자로, 가족 구성원이나 친구, 이웃이 될 수 있으나, 유료 서비스 제공자는 안 됨. 도움제공자가 실제로 평가대상자와 함께 거주하는가는 필수 요건이 아니긴 하나, 대상자를 정기적으로 방문하고 대상자의 요구에 따라 주어야 함. 이는 대상자가 자신에게 가장 도움이 되는(가장 의지할 수 있는) 사람이라고 여기는 사람임

도움(helper)제공자 2 — 이차 비공식 도움제공자로, 일차 도움제공자 다음으로 평가대상자가 필요할 때 도움을 받거나 조언을 구하는 데에 가장 의지하는 사람임

방법

평가대상자에게 가장 중요한 비공식 도움제공자를 꼽을 수 있는지 물어본다. 구체적인 질문들을 물어본다: "장을 보러 갈 때 누가 도와주나요?", "집 주변을 청소할 때 누가 도와주나요?", "식사 준비나 목욕, 옷 입고 벗기 등의 활동 시 누가 도와주나요?", "공과금을 내는 것을 누가 도와주나요?", "차를 타고 갈 일이 있을 때 누가 운전해 주나요?", 평가대상자가 지금은 "도움제공자"가 없다고 하면, 필요시 도와줄 사람이 있는지 물어본다. 만약 평가대상자가 질문을 제대로 이해하거나 반응하지 못하거나, 명료하지 않거나 얼버무리거나 사실이 아닌 응답을 한다면(예: 남편과 사별했는데 남편을 비공식 도움제공자라고 언급함), 기관이 가지고 있는 서류를 검토해 보거나 연락 가능한 비공식 도움제공자에게 물어본다.

평가대상자들은 어떤 도움제공자들을 이러한 주요 도움제공자로 기술하지 않을 수도 있음을 이해하는 것이 중요하다. 즉, 그들은 케어를 제공하는 일은 "기대되는" 사회적 관계의 맥락으로 생각하여, 딸이나 부인이 당연히 해야 하는 일로 생각할 수도 있다. 그러므로 "도움제공자"라는 명칭 자체보다는 필요할 때 도움을 주거나 지지해 주는 사람에 평가대상자가 초점을 맞추어 대답하도록 하는 것이 좋다.

P1a. 평가대상자와의 관계

정의

평가대상자와 비공식 도움제공자와의 관계의 본질을 나타낸다. 단순히 법이나 사회 관습으로 정의되는 관계로서가 아닌 실제 관계의 본질을 고려한다. 예를 들어 평가대상자에게 "파트너(partner)"가 있고, 그들의 관계가 "결혼과 유사하나", 법적으로 인정되지 않았다면 "3. 파트너/중요 관계자(significant other)"로 기입한다.

방법

평가대상자와 도움제공자에게 (도움제공자가 있을 경우) 그들 관계의 본질을 묻는다. 그들이 정의하는 것에 따라 관계의 중요성을 확인한다.

P

기입 “도움제공자 1”과 “도움제공자 2” 두 칸은, 그 관계에 대해 가장 잘 기술한 항목을 아래에서 골라 기입한다. 만약 평가대상자가 1명의 도움제공자만 꼽았을 경우, “도움제공자 2” 칸에는 “9. 비공식 도움제공자 없음”을 기입한다.

1. 자녀 또는 자녀의 배우자

2. 배우자

3. 파트너/중요 관계자(significant other)

4. 부모/보호자

5. 형제/자매

6. 기타 친척

7. 친구

8. 이웃

9. 비공식 도움제공자 없음

P1b. 평가대상자와의 동거 여부

정의 평가대상자가 비공식 도움제공자와 함께 거주하는지와 현재 거주 상태의 유지 기간을 평가하는 것

방법 평가대상자와 도움제공자가 같은 공간(주택, 아파트)을 공유할 때 동거한다고 말할 수 있다. 주변 혹은 이웃 아파트, 주택에 사는 것은 포함하지 않는다.

기입 “도움제공자 1”과 “도움제공자 2” 두 칸에 다음의 보기를 사용하여 기입한다.

0. 아니요

1. 예, 6개월 미만

2. 예, 6개월 이상

8. 비공식 도움제공자 없음

지난 3일 동안 받은 비공식적 도움 영역

P1c. 도구적 일상생활활동(IADL) 도움

정의 식사 준비, 일상적인 가사일, 재정이나 투약 관리, 전화 사용, 물건 사기, 교통수단 이용하기의 활동을 포함한다.

방법 비공식 도움제공자가 평가대상자에게 필요시 식사 준비, 일상적인 가사일, 재정이나 투약 관리, 전화 사용, 물건 사기, 교통수단 이용하기 활동에 도움을 주는지 물어본다. 도움제공자의 도움

은 단지 가벼운 집안일을 하는 것부터 모든 집안일과 물건 사기를 하는 것까지 포함될 수 있다.

기입 "도움제공자 1"과 "도움제공자 2" 두 칸에 도움제공자가 IADL과 관련하여 평가대상자를 도와주고 있다면 "1. 있음"을 기입한다.

0. 없음

1. 있음

8. 비공식 도움제공자 없음

P1d. 일상생활활동(ADL) 도움

정의 침상에서의 움직임, 이동하기, 걷기, 옷 입고 벗기, 식사하기, 변기 사용, 개인 위생, 목욕하기와 같은 활동을 포함한다.

방법 비공식 도움제공자가 평가대상자에게 필요시 침상에서의 움직임, 이동, 걷기, 옷 입고 벗기, 식사하기, 변기 사용, 개인 위생, 목욕하기 활동에 도움을 주는지 물어본다. 도움제공자의 도움은 "단지 함께 있어 주는 것"(재확인해 주거나 안심시켜 주기 위해)부터 ADL 케어를 모두 제공해 주는 것까지 포함될 수 있다.

기입 "도움제공자 1"과 "도움제공자 2" 두 칸에 도움제공자가 ADL과 관련하여 평가대상자를 도와주고 있다면 "1. 있음"을 기입한다.

0. 없음

1. 있음

8. 비공식 도움제공자 없음

P2. 비공식 도움제공자 상태

목적 비공식 도움제공자 지지 체계의 여력을 평가하는 것

정의

P2a. 비공식 도움제공자가 케어 활동을 지속하기 어려움 — 예: 도움제공자의 건강 악화로 인해 케어를 계속 제공하는 것이 어려움. 도움제공자, 평가대상자 또는 평가자는 도움제공자가 케어를 계속 제공하기 어렵다고 생각하는데, 그 이유는 어떤 것이든 가능함. 예를 들어 케어를 계속하기를 원하지 않음, 지리적인 접근의 어려움, 육아나 직장일 같은 다른 역할과의 충돌, 개인적인 건강 문제와 같은 이유일 수 있음

P2b. 일차 비공식적 도움제공자가 좌절, 분노, 우울 등의 감정을 표현함 — 일차 도움제공자는 평가대상자를 돌보는 것으로 지치거나, 화가 나거나, 우울하거나, 갈등 상황에 있다고 표현함

P2c. 가족이나 가까운 친구들이 평가대상자의 질병을 감당 못하겠다고 느낌을 표현함 — 평가대상자의 가족 구성원 또는 지인들은 대상자의 질병을 감당하기에 어려움이 있다고 나타냄. 그들은 "감당하기 어렵다" 또는 "스트레스가 쌓였다"는 말로 표현할 수 있음

방법

비공식 도움제공자와 평가대상자에게 도움제공자의 케어 제공이 계속될 수 있는지 따로 물어본다. 이 항목을 위해 평가자는 현재 상황을 고려하고 향후 필요를 예상해야 한다. 도움제공자는 케어 제공을 계속할 수 있다고 하나, 대상자가 자신이 그들에게 부담이 된다고 생각하여 도움제공자에게 더 이상 케어를 하지 말라고 말할 수 있다. 평가를 내리는 데에 이러한 정보들을 잘 고려하면서, 임상적 판단에 이용한다. 이것은 조심스러운 문제이므로 신중히 다루어야 한다. 그들이 말하는 것을 신중히 경청한다.

기입

0. 아니요

1. 예

P3. 지난 3일간 비공식적 서비스 및 적극적 모니터링에 소요된 시간

목적

비공식 돌봄제공자가 지난 3일 동안 평가대상자를 방문하여 적극적인 모니터링을 하는 것을 포함하여, 대상자가 IADL과 ADL 수행하는 것을 도와주는 데에 소요되는 시간을 확인하는 것

정의

비공식 케어 — 주 돌봄제공자(도움제공자 1)에 한정되지 않고 가족, 친구, 이웃 등 평가대상자에게 도움을 제공하는 사람들에 의한 케어를 의미한다.

도구적 일상생활활동(IADLs) — 식사 준비, 집안일, 재정 관리 등을 포함한다.

개인적 일상생활활동(personal ADLs) — 침상에서의 움직임, 옷 입고 벗기, 변기 이용 등을 포함한다.

방법

평가대상자에게 케어받은 시간에 대해 물어본다. 주 돌봄제공자에게 이 정보에 대해 확인한다.

기입

지난 3일 동안 가족이나 친구, 이웃으로부터 받은 도움의 총합을 기록한다. 예를 들어 가족, 친구, 이웃이 매일 120분(2시간)을 제공했다면, 지난 3일간 받은 도움의 총시간은 6시간이다. 만약 1명 이상의 사람이 동시에 또는 따로 도움을 주었을 경우, 각 개인의 시간들을 모두 합한다. 예를 들어 2명의 이웃이 함께 평가대상자를 위해 1시간 동안 청소를 해 주었다면 2시간으로 기입한다.

가장 근사한 시간으로 기입하기 위해 분 단위는 반올림한다. 예를 들어 12시간 45분은 13시간으로 기입한다.

만약 평가대상자가 지난 3일 동안 어떠한 비공식 케어도 받지 않았을 경우, 모든 3개의 기록란에는 "0"을 기입한다. 만약 시간이 한 자리거나 두 자리일 경우에는 앞의 빈칸에는 자리값을 위한 0을 적는다.

P4. 굳건하고 지지적인 가족과의 관계

정의

평가대상자는 가족 구성원과 지지적인 관계임을 표현한다. 평가대상자는 가족들에게 "의존할 수" 있다고 생각한다. 가족들은 대상자의 신체적 케어, 집안일 관리, 재정 관리, 대상자의 의료적 측면의 결정을 돕는 데에 적극적으로 관여할 수 있다.

기입

0. 아니요

1. 예

Section Q

환경 평가

Q1. 가정환경

목적 가정환경이 위험하거나 거주하기에 적절하지 않은가 판단하는 것

정의

Q1a. 집의 파손 — 예: 위험할 정도로 집안이 어질러져 있음. 거실, 침실, 부엌, 화장실, 복도 등의 조명이 불충분하거나 없음. 바닥에 구멍 있음. 누수되고 있는 수도관

Q1b. 매우 불결한 상태 — 예: 지극히 더러움. 마른 소변, 대변 또는 음식물이 거실에 있거나 곤충이나 생쥐/쥐 같은 해로운 동물이 있음. 환경이 "불결함"으로 기재하려면 상태가 "보통" 어질러져 있는 것 이상으로 악화되어 있어야 하며, 일주일 이상 집안 먼지와 오물이 축적되어 있어야 함

Q1c. 불충분한 난방 또는 냉방 — 난방과 냉방 시스템이 적절하지 않거나(예: 여름에 너무 덥거나 겨울에 너무 추움) 부적합함(예: 여름에 너무 춥거나 겨울에 너무 더우며 평가대상자나 돌봄제공자가 이를 조절할 수 없음)

Q1d. 취약한 개인 안전 — 예: 폭력의 두려움, 우편함이나 이웃집 방문 시 안전 문제, 주변 도로의 교통량 많음. 집 안에서나 바로 밖에서 폭력으로 인한 위험이 있거나 그렇게 느낌. 이것은 집에 누군가 침입할 수 있는 실제 위험이 있거나 그렇게 느끼는 것, 또한 우편함에 다녀올 때 혹은 집을 나서거나 들어올 때 공격을 당할 수 있는 실제 위험이 있거나 그렇게 느끼는 것을 포함

Q1e. 집 또는 집의 방 안으로 이동 제한 — 예: 집을 드나드는 데 어려움, 계단을 오를 수 없음, 방 안에서 이동이 어려움. 이 문항은 접근의 제한이 있는 건물에 있는 물리적 어려움을 포함. 예: 평가대상자가 2층에 살고 외부에 있는 불안정한 계단으로 드나듦, 엘리베이터가 종종 고장나거나 필요한 난간이 없는 계단이 있는 다층 건물에 거주함

방법 평가대상자 또는 가족에게 집에 들어가도 되는지 물어본다. 이 문항에 적힌 문제 영역에 해당하는 근거를 찾는다. 평가자가 눈으로 확인하여 평가할 수 없는 영역에 대해서는 평가대상자와 가능하다면 가족에게 물어본다.

Q2. 장애가 있는 사람들에게 적합하도록 재설계된 집이나 아파트에서 거주하고 있는가

기입

0. 아니요

1. 예

Q3. 실외 환경

정의

Q3a. 응급상황 발생 시 도움을 받을 수 있는가 — 예: 전화, 응급경보 시스템. 평가대상자가 비상 시 도움을 받을 곳이 있음을 나타냄. 이것은 전화나 전화에 있는 단축 다이얼 기능 또는 응급경보 시스템 모두가 포함될 수 있음

Q3b. 식료품점이 도움 없이 갈 수 있는 위치에 있는가 — 평가대상자는 도움 없이 시장에 가서 물건을 살 수 있음. 평가대상자는 걷거나, 운전하거나 타인이 운전하는 차나 버스, 전동차(trolley), 지하철, 택시 등을 타고 시장까지 갈 수 있음

Q3c. 식료품을 가정에서 배달 받을 수 있는가 — 평가대상자가 현재 그 서비스를 이용하고 있는지에 상관없이 평가하도록 함

기입

0. 아니요

1. 예

Q4. 재정

목적

부족한 재정으로 인해 평가대상자가 필수적인 의료나 환경적인 도움을 받는 데에 어려움이 있는지 알아보는 것

정의

부족한 재정 — 지난 30일간 재정 부족으로 인해 적절한 의식주, 처방된 약, 충분한 냉난방, 필요한 의료 서비스 이용 등에 있어서 제한을 받는다.

방법

재정 부족으로 인해 처방된 약, 충분한 난방(전기, 가스), 필요한 의료 서비스나 적절한 음식을 획득하는 데에 어려움이 있는지 평가대상자나 돌봄제공자에게 물어본다. 재정에 관한 질문을 하는 것은 민감할 수 있으므로, 존중하는 태도로 조심스럽게 질문한다.

기입

가장 적절한 응답을 찾아 기입한다.

0. 아니요

1. 예

Section R

서비스 종료 가능성 및 전반적 상태

R1. 지난 90일 동안 케어의 목표가 한 가지 이상 달성되었는가(마지막 평가가 90일 이전에 이루어졌다면 마지막 평가 이후로)

목적 지난 90일 동안(또는 마지막 평가가 90일 이전에 이루어졌다면 마지막 평가 이후로) 평가대상자 또는 케어팀 구성원들(예: 간호사, 사회복지사, 치료사 또는 의사)이 세운 대상자의 치료 목표 중 달성된 것이 있는가를 알아보는 것

방법 평가대상자와 임상 전문가들과 상의한다. 모든 임상 기록지들을 검토한다. 평가대상자에게 기능의 향상이나 건강의 회복과 관련하여 인지할 수 있는지 물어본다. 전문가들과의 논의는 지불보상방식(예: 행위별 보상)이나 제공하고 있는 케어의 성격(예: 종료일이 없는 상태 유지 프로그램)에 의해 편향될 수 있음을 명심한다.

기입 적절한 응답을 기입한다.

0. 아니요

1. 예

R

R2. 지난 90일 전과 비교해 전반적인 자립도가 유의미하게 증가했는가(마지막 평가가 90일 전에 이루어졌다면 마지막 평가 이후로)

목적 시간을 두고 지역사회에서의 평가대상자의 전반적인 자립도를 모니터하는 것. 만약 이번이 평가대상자의 초기 평가라면 본 기관에서 서비스를 받기 이전 기간 동안의 변화도 포함한다.

정의 **전반적인 자립도(overall self-sufficiency)** — 자가간호 수행과 지지(self-care performance and support), 배뇨/배변 양상(continence pattern), 참여 형태(involvement patterns), 치료의 적용(use of treatments) 등을 포함한다.

방법 평가대상자와 상의한다. 만약 가능하다면 임상 기록지, 전달받은 기록(최초 입원이거나 재입원일 경우), 이전 평가(재평가일 경우), 가능한 모든 케어 계획 기록을 검토한다. 필요하다면, 가족 구성원이나 돌봄제공자와 상의한다.

기입 가장 적절한 응답을 찾아 숫자를 기록한다. 만약 **"0. 개선됨"**이나 **"1. 변화 없음"**을 기재한다면, 평가자는 Section S로 바로 이동해야 한다. 만약 **"2. 악화됨"**을 기재한다면, 나머지 Section R 문항을 채우고 Section S로 이동한다.

0. 개선됨(Section S로 이동)

1. 변화 없음(Section S로 이동)

2. 악화됨

자립도 변화 기입 방법의 예

T씨는 몇 년 동안 알츠하이머병을 앓았다. 지난 4개월 동안 그녀의 전반적인 상태는 전체적으로 호전되었다. 인지 기능이 변하지는 않았지만 그녀의 기분 상태는 개선되었다. 그녀는 더 행복해 보이고 덜 불안해하며, 밤에 더 깊이 잠을 자고, 그녀의 남편이나 이웃과 더 많은 교류를 하고 있다.

0. "개선됨" 기입

D씨 또한 몇 년 동안 알츠하이머병을 앓았던 병력이 있다. 지난 몇 년 동안 그는 많은 영역에 있어 다른 사람에게 상당히 의존했었지만, 최근까지도 그는 감독 하에 스스로 옷을 입고, 걷고 식사를 할 수 있었다. 지난 90일 동안 그는 걷는 데에 더욱 의존적이 되었다. 누군가가 그의 팔을 잡아 주지 않으면 걸을 수 없고, 게다가 2주 전에 넘어졌는데 혼자 워커를 사용하는 법을 배울 수조차 없다. 그는 아파트를 나설 때 누군가 워커를 가져다주고 그와 동행할 때까지 앉아 있을 수밖에 없다. 그는 다시 넘어질까 두려워한다.

2. "악화됨" 기입

주: 아래 3개 문항은 위의 두 번 문항에서 지난 90일 동안(또는 90일이 아직 지나지 않았다면 마지막 평가 이후로) 평가대상자가 "악화"되었을 경우에만 응답한다. 이외에는 이 문항들을 생략하고 바로 Section S로 이동한다.

R3. 10개의 ADL 중 악화되기 이전에 평가대상자가 독립적으로 수행할 수 있었던 활동의 개수

정의 **10개의 ADL 영역** — ADL의 전체 목록을 위해서는 "G2a. 목욕하기"로 시작하여 "G2j. 식사하기"로 끝나는 G2 문항을 참고한다.

기입 평가 기간 동안 악화가 발생하기 이전에 독립적으로 수행했던 ADL의 개수를 적는다. 만약 한 자리 숫자라면, 첫 번째 빈칸에는 0을 기입한다.

R4. 8개의 IADL 중 악화되기 이전에 평가대상자가 독립적으로 수행할 수 있었던 활동의 개수

정의 **8개의 IADL 영역** — IADL의 전체 목록을 위해서는 "G1a. 식사 준비하기"로 시작하여 "G1h. 교통수단 이용하기"로 끝나는 G1 문항을 참고한다.

기입 평가 기간 동안 악화가 발생하기 이전에 독립적으로 수행했던 IADL의 개수를 적는다.

R5. 이러한 변화를 촉발시킨 사건이나 관련된 문제가 시작된 때

기입 다음의 목록 중에서 가장 적절한 응답을 찾아 기입한다.

0. 지난 7일 중

1. 8~14일 전

2. 15~30일 전

3. 31~60일 전

4. 61일 이전

8. 촉발시킨 확실한 사건이 없었음

Section S

서비스 종료

주: 본 Section은 서비스 종료 시에만 작성할 것

S1. 서비스 종료일

기입

평가대상자가 홈케어기관, 홈케어 서비스 또는 다른 보건의료 서비스를 받은 마지막 일자를 기입한다. 만약 월(month)과 일(day)이 한 자리 숫자라면, 첫 자리에 "0"을 기입한다.

2	0	1	3	년		0	2	월		0	7	일

S2. 서비스 종료 시 거주 및 생활 상태[한국]

목적

홈케어 프로그램 종료 후 대상자의 거주지 및 생존 여부에 대해 기록하는 것

정의

1. **개인주택/아파트/전·월세** — 본인이 소유하거나 임대한 것인지 아닌지에 관계없이, 지역사회에 위치한 주택, 빌라, 아파트 또는 방. 또한 은퇴자 공동체(retirement communities) 또는 노인이나 장애인들을 위한 독립된 주택을 포함
2. **양로시설/노인공동생활가정** — 노인에게 급식과 그 밖에 일상생활에 필요한 편의를 제공
3. **지원주거(assisted living) 혹은 준독립주거(semi-independent living)** — 감독, 홈케어 건강서비스, 가사 관리, 개인지원 서비스, 식사 서비스, 교통수단 이용 등 다양한 수준의 지원 서비스를 통합적으로 제공하는 공동생활 환경으로, 입소 시설이 아닌 지역사회 거주지
4. **정신보건 거주지(예: 정신질환자 그룹홈)** — 감독과 제한적 서비스(식사, 집안일)를 필요로 하는 정신과적 문제를 가진 성인을 위한 거주지
5. **신체장애인 그룹홈** — 신체적 장애가 있는 사람들에게 서비스를 제공하는 거주지. 일반적으로 직원이 24시간 상주하는 가운데 단체로 생활하게 되며, 가능한 한 독립적이고 능동적으로 지내도록 독려됨
6. **지적장애인 거주지** — 지적장애를 지닌 사람들에게 서비스를 제공하는 거주지. 일반적으로 직원이 24시간 상주하는 가운데 단체로 생활하게 되지만, 가능한 한 독립적이고 능동적으로 지내도록 독려됨
7. **정신병원/병동** — 정신과 질환의 진단과 치료에 중점을 두는 정신병원으로 급성기 케어, 재활, 만성 케어 병원 같은 다른 입원 시설들과 분리되어 있음. 정신 병동은 종합병원 내

S

에 있는 하나의 병동으로 오직 정신과 질환의 진단과 치료만을 전문적으로 담당함

8. **노숙(쉼터 이용하든 하지 않든)** — 노숙자는 일정한 거주지(주택, 아파트, 방, 기타 정기적으로 머무는 장소)가 없음. 거리나 외부에서 생활하며, 평가대상자는 차나 폐건물, 다리 밑 등에서 잠을 잠. 노숙자를 위한 쉼터를 이용하고 있을 수도 있고 아닐 수도 있음

9. **장기요양시설(너싱홈/노인요양공동생활가정)** — 치매, 중풍 등 노인성 질환 등으로 심신에 상당한 장애가 발생하여 도움을 필요로 하는 노인에게 급식, 요양과 그 밖에 일상생활에 필요한 편의를 제공

10. **재활병원/병동** — 재활병원은 질병이나 손상으로 인해 신체 기능의 저하가 있는 사람들의 신체 재활 또는 직업 재활에 중점을 두는 허가된 병원, 재활병동은 급성기 병원 내에 있으며, 질병이나 손상으로 인해 신체 기능이 저하된 사람들의 급성기 신체 재활 또는 직업 재활에 중점을 둠

11. **호스피스 시설/완화 케어 병동** — 호스피스 시설(또는 더 일반적인 케어를 제공하는 시설 내에 위치한 호스피스 병동)은 의사로부터 여명이 6개월 미만인 말기 질환이 있다고 의사가 진단한 사람들에게 케어를 제공함. 호스피스 케어의 목적은 대상자와 가족을 돕는 한편 대상자에게 안위를 제공하고 그들의 삶의 질을 유지하는 것. 완화 케어는 완치를 위한 치료에 반응하지 않는 질병을 가진 사람들에게 제공하는 케어를 말함. 통증 및 증상 완화를 목표로 하며, 생명을 연장하는 치료법 사용 역시 배제하지 않음. 완화 케어는 대개 생명을 위협하는 질병을 진단받은 시점부터 제공됨

12. **급성기 병원** — 일차적으로 급성적인 의료 문제의 진단과 치료에 중점을 두는 급성 병원으로 허가된 시설을 말함

13. **교정 시설** — 형사법정에서 금고나 징역 선고를 받은 사람들을 수용하기 위한, 지방 및 중앙정부가 운영하는 모든 종류의 감옥, 교도소, 사회복귀시설(halfway house)

14. **기타** — 위에 나열되지 않은 다른 형태의 거주지

15. **사망** — 더 이상 살아있지 않음

16. **요양병원**

주: p. 113, "평가대상자 거주지 분류" 표 참고

방법 평가대상자가 어디에 거주하게 될지 확실하지 않다면, 평가대상자나 가족에게 물어본다.

기입 단 한 개의 응답만을 선택하고 빈칸에 기재하도록 한다. 만약 한 자리 숫자의 보기를 선택한다면, 앞자리를 빈칸으로 남겨 둔다.

Section T

평가 정보

T1. 이 평가를 완성한 사람(코디네이터)의 서명

목적

평가 코디네이터(홈케어인 경우 보통 유일한 평가자)가 서명을 하고 평가가 완료되었다는 것을 증명하는 것

기입

평가 코디네이터는 첫 번째 빈칸에 본인의 이름으로 서명을 하고 두 번째 빈칸에 평가가 완료되었다고 서명한 날짜를 기입한다. 이 날짜는 평가 기준일(A9 문항)과 다를 수 있다. 만약 월(month)과 일(day)이 한 자리 숫자라면, 첫 자리에 "0"을 기입한다.

1. 서명

2. 평가 종료일

2	0	0	6	년		0	5	월		1	4	일

T

약어 목록

AC	Acute Care	급성기 케어
ADL	Activities of Daily Living	일상생활활동
AL	Assisted Living	지원주거
ATC	Anatomical therapeutic chemical	의약품 분류 기준(WHO)
BUN	blood urea nitrogen	혈중 요소 질소
CA	Contact Assessment	초기 사정
CAPs	Clinical Assessment Protocols	임상 평가 지침
CF	Mental Health for Correctional Facilities	교정 시설 정신건강
CHA	Community Health Assessment	지역사회 건강 평가
CMH	Community Mental Health	지역사회 정신건강
CVA	Cerebrovascular accident	뇌졸중
ESP	Emergency Screener for Psychiatry	정신과 응급 스크리너
GI	gastrointestinal	위장관계
GU	genitourinary	비뇨생식기계
HC	Home Care	홈케어
IADL	Instrumental Activities of Daily Living	도구적 일상생활활동
ICD-CM	International Classification of Diseases, Clinical Modification	국제 질병 분류 — 임상 개정판
ID	Intellectual Disability	지적장애
LTCF	Long-Term Care Facilities	장기요양시설
MDS	Minimum Data Set	최소 정보군
MH	Mental Health	정신건강
PAC	Post-Acute Care	후급성기 케어
PC	Palliative Care	완화 케어
PRN	Pro re nata (“as needed”)	필요시 투여
QOL	Self-Report Quality of Life	자가보고 삶의 질
RAI	Resident Assessment Instrument	요양자 평가 도구
RUGs	Resource Utilization Groups	자원이용군
TENS	Transcutaneous electrical nerve stimulation	경피적 신경전기자극
WELL	Wellness	웰니스

평가대상자 거주지 분류

	interRAI 분류	해당 국내 거주지 예시
1	개인주택/아파트/전·월세 (private home/apartment/rented room)	일반 생활 주택, 연립주택, 아파트, 고시원, 오피스텔, 원룸형 주택, 다세대 주택
2	양로시설/노인공동생활가정	양로시설, 노인공동생활가정
3	지원주거/준독립지원주거 (assisted living or semi-independent living)	노인복지주택, 시니어타운, 실버타운, 노인아파트
4	정신보건 거주지 (mental health residence-e.g. psychiatric group home)	사회복귀시설(정신질환자생활시설, 정신질환자 지역사회재활시설, 정신질환자 직업재활시설), 정신요양원
5	신체장애인 그룹홈 (group home for persons with physical disability)	신체장애인 생활시설/그룹홈
6	지적장애인 거주지 (setting for persons with intellectual disability)	지적장애인 생활시설/그룹홈
7	정신병원/병동 (psychiatric hospital or unit)	정신병원, 정신의료기관
8	노숙 (homeless - with or without shelter)	부랑인 복지시설, 노숙인 쉼터, 노숙
9	장기요양시설 (long-term care facility-e.g. nursing home)	노인요양시설, 노인요양공동생활가정
10	재활병원/병동 (rehabilitation hospital/unit)	국립재활원, 재활병원, 병원 내 재활병동, 한방병원 내 재활병동
11	호스피스 시설/완화 케어 병동 (hospice facility/palliative care unit)	말기 암환자 전문의료기관, 암 환자 완화의료기관
12	급성기 병원 (acute care hospital)	병원(재활 및 요양 병원 제외), 한방병원
13	교정 시설 (correctional facility)	구금보호시설(교도소, 구치소, 치료감호시설)
14	요양병원 (long- term care hospital)	의료법 제3조 제2항 제3호에 따른 요양병원

[다른 특별한 언급이 없으면, 지난 3일을 기준으로 평가]

Section A. 신원 정보

1. 이름: (성) _______(이름) ___________

2. 성별 ☐
1 남 **2** 여

3. 생년월일: ☐☐☐☐ 년 ☐☐ 월 ☐☐ 일

4. 결혼 상태 ☐
1 미혼
2 기혼(사실혼 포함)
3 동거(파트너 혹은 애인)
4 사별
5 별거
6 이혼

5. 주민등록번호: ☐☐☐☐☐☐ - ☐☐☐☐☐☐☐ [예 — 한국]

6. 요양기관번호: ______________ [예 — 한국]

7. 현재 서비스 지불 재원(해당되는 것 모두 표시) [예 — 한국]
[주: 원무과에 문의]
0 아니요 **1** 예
a. 장기요양보험 ☐
b. 건강보험 ☐
c. 의료급여 ☐
d. 전액 자가 (또는 가족) 부담 ☐
e. 사보험 ☐
f. 기타 ☐

8. 평가 이유 ☐
1 최초 평가
2 정기 재평가
3 재이용 시 평가(급성기 병원 입원 등으로 인한)
4 중요한 상태 변화로 인한 재평가
5 서비스 종료 평가(지난 3일간 서비스 포괄하는)
6 서비스 종료 추적관리(tracking)만
7 기타(예: 연구)

9. 평가 기준일: ☐☐☐☐ 년 ☐☐ 월 ☐☐ 일

10. 평가대상자가 표현한 케어 목표 *[아래 네모 칸에 주 목표 기입]*

11. 평소 거주지 우편번호: ☐☐☐ - ☐☐☐ [예 — 한국]

12. 평가 시 거주지 [예 — 한국] ☐☐
1 개인주택/아파트/전·월세
2 양로시설/노인공동생활가정
3 지원주거(assisted living) 혹은 준독립주거(semi-independent living)
4 정신보건 거주지(예: 정신질환자 그룹홈)
5 신체장애인 그룹홈
6 지적장애인 거주지
7 정신병원/병동
8 노숙(쉼터 이용하든 하지 않든)
9 장기요양시설(너싱홈/노인요양공동생활가정)
10 재활병원/병동
11 호스피스 시설/완화 케어 병동
12 급성기 병원
13 교정 시설
14 기타
15 요양병원

13. 거주 현황
a. 거주 ☐
1 독거
2 배우자/파트너만
3 배우자/파트너 및 다른 사람(들)
4 배우자 없이 자녀와
5 부모 또는 법적 보호자와
6 형제, 자매
7 다른 친척
8 친척 아닌 다른 사람
b. 90일 전과 (또는 지난번 평가 실시 때와) 비교해 현재 다른 사람과 살고 있음(예: 다른 사람의 집으로 이사함, 다른 사람이 평가대상자 집으로 이사 옴) ☐
0 아니요 **1** 예
c. 평가대상자 본인 또는 가족들은 대상자가 다른 곳에 살면 더 잘 지낼 것이라고 생각함 ☐
0 아니요
1 예, 다른 지역사회 거주지
2 예, 입소기관

14. 마지막 병원 퇴원 후 시간 경과 ☐
지난 90일 중 가장 최근 입원 경험을 기재
0 지난 90일 중 입원 경험 없음
1 31~90일 전
2 15~30일 전
3 8~14일 전
4 지난 7일 이내
5 현재 병원 입원 중

Section B. 등록 시 정보

[주: 등록 시/최초 평가 시에만 작성]

1. (당 기관에) 사례 등록일: ☐☐☐☐ 년 ☐☐ 월 ☐☐ 일

2. 인종 및 국적 [예 — 한국]
a. 인종 ☐
0 아시아인
1 아시아인 아님: ___________(명시할 것)
b. 국적 ☐
0 한국인
1 한국인 아님: ___________(명시할 것)

3. 주 사용 언어 [예 — 한국] ☐
0 한국어
1 한국어 아님: ___________(명시할 것)

4. 지난 5년간 거주력 [예 — 한국]
사례등록일(B1항목) 이전 5년 동안 거주했던 곳 모두 표시
0 아니요 **1** 예
a. 장기요양시설, 요양병원 ☐
b. 양로시설/노인공동생활가정, 지원주거(assisted living) ☐
c. 정신보건 거주지(예: 정신질환자 그룹홈) ☐
d. 정신병원/병동 ☐
e. 지적장애인 거주지 ☐

Section C. 인지

1. 일상적인 의사 결정을 위한 인지 기술 ☐
일상생활에서의 활동(예: 언제 기상을 하고, 언제 식사를 하는가, 또는 어떤 옷을 입거나 어떤 활동을 할 것인가 등)과 관련한 결정에 있어서
0 독립적 — 의사 결정이 일관되며, 합리적이고, 안전함
1 거의 독립적 — 새로운 상황에서만 어느 정도의 어려움 느낌
2 약간 손상 — 특정 상황에서만 반복적으로 의사 결정이 부적절하거나 위험함. 그런 상황에서는 지시나 감독 필요
3 상당한 손상 — 의사 결정이 늘 부적절하거나 위험함. 항상 지시나 감독이 필요
4 심각한 손상 — 의사 결정을 전혀 혹은 거의 하지 못함
5 의식불명, 코마 [Section G로 이동]

2. 기억/회상 능력
배웠거나 알고 있는 내용에 대한 회상 평가
0 기억 정상 **1** 기억 문제 있음
a. **단기 기억 정상** — 5분 후에 회상 가능한 것으로 보임 ☐
b. **절차 기억 정상** — 여러 단계로 구성된 일을 지시 없이 전체 또는 거의 모든 단계를 수행할 수 있음 ☐
c. **상황 기억 정상** — 자주 만나는 돌봄제공자들의 이름/얼굴을 인지하고, 자주 가는 장소(침실, 주방, 활동실, 치료실)의 위치도 알고 있음(사람 기억, 장소 기억 둘 다 정상임) ☐

3. 주기적인 사고/의식 이상
[주: 정확한 평가를 위해서는 최근 평가대상자의 행동에 대해 직접적으로 알고 있는 직원, 가족 등과 대화를 해야 함]
0 이상행동 없음
1 이상행동 보이나, 평소 기능과 일관됨
2 이상행동 있으며, 평소 기능과 다르게 보임 (예: 최근 발생하거나 악화됨. 몇 주 전과 달라 보임)
a. **쉽게 산만해짐**(예: 주의를 집중하기 어려움. 산만함) ☐
b. **혼란스러운 대화**(예: 대화의 내용이 말이 안 되고 부적절하거나, 주제가 산만하게 계속 바뀜. 생각의 흐름을 놓침) ☐
c. **하루 동안 정신 기능이 시간에 따라 변함** (예: 어떤 때는 호전되고, 어떤 때는 악화됨) ☐

4. 평소 정신 기능 상태의 갑작스런 변화 ☐
예: 안절부절못함, 기면 상태, 각성이 어려움, 변화된 환경인식
0 없음 **1** 있음

5. 90일 전(또는 마지막 평가 이후) 과 비교한 의사 결정 능력의 변화 ☐
0 향상 **1** 변화 없음
2 저하 **8** 불확실

Section D. 의사소통과 시력

1. 자신을 이해시키기(표현) ☐
정보 내용을 언어적, 비언어적으로 표현
0 이해시킴 — 생각을 표현하는 데에 어려움 없음
1 대부분 이해시킴 — 단어를 찾거나 생각을 마무리하는 데에 어려움이 있긴 하지만, 충분한 시간이 주어지면 도움이 거의 혹은 전혀 필요하지 않음
2 종종 이해시킴 — 단어를 찾거나 생각을 마무리하는 데에 어려움이 있어, 대개 도움을 필요로 함
3 가끔 이해시킴 — 기본적인 요구만 할 수 있을 정도로 제한됨
4 거의 혹은 전혀 자신을 이해시키지 못함

2. 다른 사람을 이해하는 능력(이해) ☐
언어 정보 내용에 대한 이해(어떤 식으로든, 보청기 등 보조 수단을 평소에 사용한다면 착용하고 평가)
0 이해함 — 명확하게 이해함
1 대부분 이해함 — 메시지의 내용이나 의도의 일부분을 놓치기는 하지만 대화의 대부분을 이해함
2 종종 이해함 — 메시지의 내용이나 의도의 일부분을 놓치기는 하지만 반복이나 설명을 통해 대화 내용을 종종 이해할 수 있음
3 가끔 이해함 — 단순하고 직접적인 의사소통에만 적절하게 반응함
4 거의 혹은 전혀 이해하지 못함

3. 듣기 능력 ☐
청력(보청기를 사용한다면 착용 후 평가)
0 적절함 — 보통의 대화, 대인관계, TV 시청 등에 어려움이 없음
1 약간 어려움 — 어떤 상황(예: 조용하게 얘기하거나 2m 이상 떨어진 사람과의 대화 등)에서는 어려움이 있음
2 상당히 어려움 — 보통의 대화를 알아듣는 데 어려움이 있어, 잘 듣기 위해서는 주위가 조용해야 함
3 심각히 어려움 — 모든 상황에서 어려움이 있음(예: 말하는 사람이 크게 또는 매우 천천히 얘기해야 함. 평가대상자가 모든 말이 중얼거리는 것으로 들린다고 보고함)
4 청력 없음

4. 시력 ☐
적절한 조명하에서 보기 능력(안경 혹은 다른 시력 보조기를 평소 사용한다면 착용 후 평가)
0 적절함 — 책, 신문에 있는 보통 글씨를 포함해 작은 글씨도 볼 수 있음
1 약간 어려움 — 책, 신문의 큰 글씨는 볼 수 있으나 보통 글씨는 보지 못함
2 상당히 어려움 — 제한된 시력. 신문의 헤드라인을 볼 수 없으나, 물체는 구별 가능함
3 심각히 어려움 — 물체를 구분하는지 분명하지 않지만, 눈동자는 물체를 따라 움직이는 것으로 보임. 단지 빛, 색깔, 형체만 보임
4 시력 없음

Section E. 기분과 행동

1. 우울, 불안, 슬픔의 가능성을 보여주는 지표
원인이라고 여겨지는 것이 무엇인지에 상관없이, 지난 3일 동안 관찰한 징후 기재
[주: 언제든 가능하다면, 평가대상자에게 물어볼 것]
0 없음
1 있으나, 지난 3일 동안 나타나지 않음
2 지난 3일 중 1~2일 정도 나타남
3 지난 3일 동안 매일 나타남

a. **부정적인 말을 함**(예: "다 부질없어", "차라리 죽는 게 낫겠어", "무슨 소용이 있어?", "너무 오래 살았어", "죽게 내버려 둬") ☐
b. **자신 또는 타인들에 대해 늘 화가 나 있음** (예: 쉽게 화를 내며, 받는 케어에 대해 화를 냄) ☐
c. **언어적, 비언어적으로 비현실적인 두려움 표현** (예: 버려지는 것, 혼자 남겨지는 것, 타인들과 함께 있는 것에 대한 공포, 특정한 사물이나 상황에 대한 극심한 공포) ☐
d. **반복적으로 건강 문제 호소**(예: 지속적인 의료적 관심을 요구하고, 신체 기능에 대해 끊임없이 걱정함) ☐
e. **반복적으로 불평하거나 염려함(건강 관련 문제는 아님)** (예: 스케줄, 식사, 세탁, 옷, 대인관계 등에 대해 지속적으로 주의와 확인을 요구함) ☐
f. **슬프거나, 고통스럽거나, 걱정스러운 표정을 함** (예: 찌푸린 이마, 지속적으로 얼굴을 찡그림) ☐
g. **울거나 눈물 어림** ☐
h. **매우 안 좋은 일이 곧 일어날 것이라는 말을 반복적으로 함** (예: 곧 죽거나, 심장마비가 올 것 같다고 믿음) ☐
i. **관심있었던 활동을 중지**(예: 오랜 기간 해 오던 활동, 가족, 친구들과 함께 시간을 보내는 것) ☐
j. **사회적 교류 감소** ☐
k. **언어적, 비언어적으로 삶에 즐거움이 없음을 표현(무쾌감증)** (예: "난 더 이상 아무것도 즐겁지 않아요") ☐

2. 스스로 표현한 기분
0 지난 3일간 없음
1 지난 3일간은 없었지만, 종종 그렇게 느낌
2 지난 3일 중 1~2일 정도 있었음
3 지난 3일 동안 매일 있었음
8 응답 불가
질문: "지난 3일 동안, 얼마나 자주 이런 느낌이 들었나요?"
a. **평소 즐기던 활동들이 흥미롭거나 즐겁지 않음** ☐
b. **불안하고, 안절부절못하고, 걱정스러움** ☐
c. **슬프거나, 우울하거나, 절망적임** ☐

3. 문제행동 증상 [예 — 한국]
추정되는 원인과 상관없이, 관찰한 징후를 기재
0 없음
1 있으나, 지난 3일 동안 나타나지 않음
2 지난 3일 중 1~2일 정도 나타남
3 지난 3일 동안 매일 나타남
a. **배회**(예: 필요와 안전은 안중에 없는 듯 보이며, 목적 없이 돌아다님) ☐
b. **언어적 학대**(예: 다른 사람을 위협하거나, 소리를 지르거나, 저주를 퍼부음) ☐
c. **물리적 학대**(예: 다른 사람을 때리고, 할퀴고, 성적으로 학대함) ☐
d. **사회적으로 부적절하거나 파괴적인 행동**(예: 요란스러운 소음을 냄, 소리를 지름, 음식물이나 똥을 바르거나 던짐, 물건을 쌓아 둠, 다른 사람의 물건을 뒤짐) ☐
e. **다른 사람들 앞에서 부적절한 성적인 행동이나 옷을 벗는 행동** ☐
f. **케어에 대한 저항**(예: 약을 먹는 것, 주사 맞는 것, 일상생활 보조) ☐
g. **초조**(예: 안절부절못하는 행동 등을 보임) ☐

Section F. 사회심리적 안녕

1. 사회적 관계
[주: 가능한 한 본인에게 물어볼 것]
0 전혀 없음
1 30일보다 이전
2 8~30일 전
3 4~7일 전
4 지난 3일 이내
8 판단 불가
a. 오랫동안 즐겨 오던 사회 활동에 참여함 ☐
b. 오랫동안 알아 왔던 지인이나 가족을 만남 ☐
c. 오랫동안 알아 왔던 지인이나 가족과 전화, 이메일 등을 통해 접촉함 ☐
d. 가족이나 친구들과 갈등이 있거나 그들에게 화가 나 있음 ☐
e. 가족 구성원이나 가까운 지인을 두려워함 ☐
f. 방치되거나, 학대 또는 구박당함 ☐

2. 외로움
외롭다고 말하거나 외로워 보임 ☐
0 아니요 **1** 예

3. 지난 90일 동안 사회 활동의 변화 (마지막 평가가 90일 이내였다면 마지막 평가 이후) ☐
사회 활동, 종교 활동, 직장 생활 및 다른 취미 활동에 참여하는 수준의 감소
활동의 감소가 있다면, 평가대상자가 이에 대해 힘들어하는가?
0 감소 없음
1 감소가 있으나, 이에 대해 힘들어하지 않음
2 감소가 있고, 이에 대해 힘들어함

4. 하루(오전과 오후) 중 혼자 지내는 시간 ☐
0 1시간 미만
1 1~2 시간
2 2시간 이상, 8시간 미만
3 8시간 이상

5. 지난 90일 이내에 발생한 주요 생애 스트레스 요인 ☐
예: 본인의 심각한 질병, 가까운 가족, 친구의 심각한 질병 또는 죽음, 거주지 말소, 소득이나 재산의 큰 손실, 강도 또는 폭행 같은 범죄 피해, 운전면허 또는 자동차 상실
0 없음 **1** 있음

Section G. 기능 상태

1. IADL 자가수행 및 역량

수행(performance): *지난 3일 동안 집이나 지역사회에서의 일상수행 활동을 기재*

역량(capacity): 활동을 가능한 한 독립적으로 수행할 수 있는 역량을 추정하여 기재. 이를 위해서는 평가자의 "추정"이 필요함

0 독립적 — 도움, 준비 단계 도움 혹은 감독 받은 경우 없음
1 준비 단계만 도움
2 감독 — 지켜보기/귀띔하기
3 일부 도움 — 때때로 도움 받음
4 상당한 도움 — 과제 수행 전 과정 동안 도움을 받지만, 50% 이상을 스스로 수행함
5 최대한의 도움 — 과제 수행 전 과정 동안 도움을 받지만, 50% 미만을 스스로 수행함
6 전적 의존 — 전 평가 기간 동안 다른 사람들이 활동을 완전히 대신해 줌
8 전 평가 기간 동안 활동 수행한 적 없음[역량 평가 시에는 이 항목은 사용하지 말 것] (수행 | 역량)

a. **식사 준비** — 어떻게 식사를 준비하는가(예: 식사 계획, 재료의 배합, 요리, 상 차리기) ☐☐
b. **일상적인 가사일** — 어떻게 일상적인 집안일을 수행하는가(예: 설거지, 먼지 털기, 이불 정리하기, 정돈하기, 빨래) ☐☐
c. **재정 관리** — 어떻게 공과금 납부, 은행 잔고 관리, 생활비 관리, 신용카드 사용 관리를 하는가 ☐☐
d. **투약 관리** — 어떻게 투약을 관리하는가(예: 약 먹는 것을 기억하기, 약병을 열기, 정확한 용량의 약을 먹기, 자가 주사, 연고 바르기) ☐☐
e. **전화 사용** — 어떻게 전화를 걸고 받는가(필요시 숫자판이 큰 전화기나 음량 증폭 보조 장치가 있는 상태에서) ☐☐
f. **계단 오르내리기** — 어떻게 한 층 사이의 계단 전체(12~14계단)를 오르내리는가 ☐☐
g. **물건 사기** — 어떻게 음식과 가정용품을 사는가(예: 항목 선정, 금액 지불), 단 교통수단 이용 과정은 제외 ☐☐
h. **교통수단 이용하기** — 어떻게 대중 교통(방향 찾기, 요금 지불) 또는 자가운전(집을 나와 차에 타고 내리는 것 포함)으로 이동하는가 ☐☐

2. ADL 자가수행 [예 — 한국]

지난 3일 동안 수행했던 모든 ADL 활동을 고려하여 평가하도록 함
매번 *동일한 수준으로 기능을 수행한다면, 그 수준에 해당하는 점수를 체크함*
전적 의존(6점)인 경우가 ***한 번****이라도 있지만, 다른 경우 이보다 덜 의존적이었다면 5점으로 표기함*
이외의 경우에는, 지난 3일 중 가장 의존적이었던 3회의 경우를 기준으로(수행한 횟수가 3회보다 적다면, 모든 경우를 기준으로) 평가하도록 함. 가장 의존적인 경우가 1점이라면 1점으로 평가함
그렇지 않은 경우, 가장 덜 의존적인 정도의 점수를 체크함(2~5점 사이)

0 독립적 — 신체적 지지, 준비 보조 혹은 감독 받은 경우 없음
1 독립적이나 준비 단계 도움 — 필요한 물건을 제공하거나 손 닿는 범위 내에 놓아 두었으나, 신체적 지지나 감독은 없었음
2 감독 — 지켜보기/귀띔하기
3 일부 도움 — 체중을 지지하지 않고 팔다리를 부축하여 이끌어 줌
4 상당한 도움 — 평가대상자가 과제의 50% 이상을 수행하며 1명이 체중을 지지하는 도움(팔다리를 드는 것 포함)이 필요함
5 최대한의 도움 — 2명 이상이 체중을 지지하는 도움(팔다리를 드는 것 포함) 또는 과제의 50% 이상을 수행하기 위해서는 체중을 지지하는 도움이 필요함
6 전적 의존 — 모든 경우에 다른 사람들이 활동을 완전히 대신해 줌
8 전 평가 기간 동안 활동 수행한 적 없음

a. **목욕하기** — 어떻게 전신 목욕이나 샤워를 하는가 ☐
욕조 혹은 샤워실에 어떻게 들어가고 나가는가, 그리고 어떻게 각 신체 부위(팔, 다리 상박과 하박, 가슴, 배, 회음부)를 씻는가를 포함(단, 등 씻기와 머리 감기 제외)
b. **개인 위생** — 어떻게 개인 위생을 관리하는가 ☐
머리 빗기, 이닦기, 면도하기, 화장하기, 얼굴과 손을 씻고 말리기 등을 포함(목욕, 샤워 제외)
c. **상의 입기** — 상의(외출복과 속옷)를 어떻게 입고 벗는가 ☐
(의수, 보조구, 지퍼나 단추, 스웨터 등 포함)
d. **하의 입기** — 하의(외출복과 속옷)를 어떻게 입고 벗는가 ☐
(의족, 보조구, 허리띠, 바지, 치마, 신발, 지퍼나 단추 등 포함)
e. **걷기** — 실내 같은 층 내 장소 이동 시 어떻게 걷는가 ☐
f. **이동** — 같은 층 내 장소 이동 시 어떻게 이동하는가 ☐
(걷거나 휠체어를 사용하여). 만약 휠체어를 사용한다면 일단 휠체어를 탄 후
g. **변기로 이동** — 어떻게 변기 혹은 이동식 변기(commode)에 에 가서 앉고 일어나나 ☐
h. **변기 사용** — 어떻게 화장실[또는 이동식 변기, 침상용 변기(bedpan), 소변기]을 이용하는가, 어떻게 변기 사용 또는 실금 후 뒤를 닦는가, 어떻게 패드를 교체하는가, 어떻게 루(ostomy)나 카테터를 관리하는가, 어떻게 옷매무새를 정돈하는가 포함(변기로 앉고 일어나는 이동 제외) ☐
i. **침상에서의 움직임** — 어떻게 눕고 일어나고, 돌아누우며, 침상에서 몸을 가누는가 ☐
j. **식사하기** — 어떻게 먹고 마시는가(숙련도에 관계없이), 구강외 방법을 통한 영양 공급도 포함함(예: 위관 영양, TPN 등) ☐
k. **옮겨 앉기** — 어떻게 침상에서 휠체어로, 의자에서 휠체어로, 휠체어에서 침상으로, 휠체어에서 의자로 이동하나 ☐

3. 이동/걷기

a. **주 이동법** ☐
0 보조 도구 없이 걷기
1 보조 도구 사용하여 걷기(예: 지팡이, 워커, 목발, 보행 보조차)
2 휠체어, 노인용 스쿠터
3 와상 상태

b. **4m 보행 시 소요 시간** ☐☐
장애물이 없는 직선을 긋고, 평가대상자를 출발선에 가만히 서도록 한 후, ***"제가 '지금 걷기 시작' 하면 평상시 속도로 걸어 주세요(지팡이/워커 사용자라면 이를 사용해서). 이것은 얼마나 빨리 걸을 수 있는지를 테스트하는 것이 아닙니다. 제가 '멈추세요' 하면 멈춰 주세요. 이해하시겠습니까?"****라고 말한 후 테스트를 시작함. 평가자가 시범을 보일 수도 있음.* ***그리고 나서 "지금 걷기 시작하세요."라고 말하고,*** *평가대상자가 첫걸음을 뗀 순간부터 4m 지점을 지날 때까지의 시간을 측정함.* ***그리고 나서 "지금 멈춰도 됩니다."라고 말함***
시간을 초 단위로 30초까지 기재
30 30초 이상인 경우 모두 30으로 기재
77 테스트 완료 전에 중단
88 테스트 거부
99 테스트 시행하지 않음(예: 스스로 보행 불가)

c. **보행 거리** — 지난 3일간 쉬지 않고 한 번에 걸었던 최장 거리 (필요시 부축을 받으며) ☐
0 걸은 적 없음
1 5m 미만
2 5~49m
3 50~99m
4 100m 이상
5 1km 이상

d. **스스로 휠체어 밀며 이동한 거리** — 지난 3일간 한 번에 이동했던 최장 거리(전동 휠체어를 독립적으로 사용하는 것도 포함) ☐
0 다른 사람들이 휠체어 밀어 줌
1 전동 휠체어/노인용 스쿠터 사용
2 5m 미만

3 5~49m
4 50~99m
5 100m 이상
8 휠체어를 사용하지 않음

4. 활동 수준

a. **지난 3일 동안 운동이나 신체 활동한 총시간**(예: 걷기) ☐
- **0** 없음
- **1** 1시간 이하
- **2** 1~2시간
- **3** 3~4시간
- **4** 4시간 이상

b. **지난 3일 동안 현재 살고 있는 집이나 건물 밖으로 나가 본 일수** (나간 시간이 아무리 짧더라도) ☐
- **0** 나간 적 없음
- **1** 지난 3일 동안 나간 적 없으나, 보통은 3일에 한 번은 나감
- **2** 1~2일
- **3** 3일

5. 신체 기능 향상 가능성

0 아니요 **1** 예

a. 평가대상자가 자신이 신체 기능을 더 잘 수행할 수 있다고 믿음 ☐
b. 요양 전문가는 평가대상자가 신체 기능을 더 잘 수행할 수 있다고 믿음 ☐

6. 90일 전과 비교한 ADL 상태의 변화(마지막 평가가 90일 이내였다면 마지막 평가와 비교) ☐
- **0** 향상됨
- **1** 변화 없음
- **2** 감소됨
- **3** 불확실

7. 운전

a. 지난 90일 중 차(탈것)를 운전한 적 있음 ☐
0 아니요 **1** 예

b. 지난 90일 중에 운전한 적이 있을 경우, 누군가 평가대상자에게 운전을 줄이거나 그만둘 것을 권한 적이 있음을 평가자가 알고 있음 ☐
0 아니요 또는 운전하지 않음 **1** 예

Section H. 배설 조절

1. 방광 조절 ☐
- **0 조절함** — 완전히 조절함. 어떤 종류의 도뇨관이나 다른 어떤 소변 수집 도구도 사용 안 함
- **1 도뇨관이나 루(ostomy) 등을 이용하여 조절함** — 지난 3일간
- **2 드물게 실금함** — 지난 3일간은 실금 없으나, 실금한 적 있음
- **3 가끔 실금함** — 실금 있으나 매일은 아님
- **4 자주 실금함** — 매일 실금 있으나, 약간의 조절은 가능
- **5 실금함** — 전혀 조절 못함
- **8 발생 안 함** — 지난 3일간 방광을 통한 배뇨가 일어난 적이 없음

2. 소변 수집 도구[패드/실금팬티(briefs) 제외] ☐
- **0** 없음
- **1** 콘돔 카테터
- **2** 유치 도뇨관
- **3** 방광루, 신루, 요관루

3. 배변 조절 ☐
- **0 조절함** — 완전히 조절함. 어떤 종류의 장루도 사용 안 함
- **1 장루를 이용하여 조절함** — 지난 3일간
- **2 드물게 실변함** — 지난 3일간은 실변 없으나, 실변한 적 있음
- **3 가끔 실변함** — 실변 있으나 매일은 아님
- **4 자주 실변함** — 매일 실변 있으나, 약간의 조절은 가능
- **5 실변함** — 전혀 조절 못함
- **8 발생 안 함** — 지난 3일 동안 배변 활동 없음

4. 패드 혹은 실금팬티 착용 ☐
0 아니요 **1** 예

Section I. 질병 진단

질병 코드
- **0** 진단 받은 적 없음
- **1** 현재 주 진단명임
- **2** 진단 받았으며, 이와 관련한 적극적 치료 받고 있음
- **3** 진단 받았으며, 이를 모니터하고 있으나 적극적 치료는 받고 있지 않음

1. 질병 진단

근골격계

a. 고관절 골절 — 지난 30일 이내(마지막 평가가 30일 이내였을 경우 마지막 평가 이후) ☐
b. 다른 부위 골절 — 지난 30일 이내(마지막 평가가 30일 이내였을 경우 마지막 평가 이후) ☐

신경계

c. 알츠하이머병 ☐
d. 알츠하이머병 외의 다른 치매 ☐
e. 반신마비 ☐
f. 다발성경화증 ☐
g. 하반신마비 ☐
h. 파킨슨병 ☐
i. 사지마비 ☐
j. 뇌졸중/뇌혈관질환 ☐

심장/호흡기계

k. 심혈관질환 ☐
l. 만성폐색성폐질환 ☐
m. 울혈성심부전 ☐

정신과

n. 불안증 ☐
o. 양극성 장애 ☐
p. 우울증 ☐
q. 정신분열증 ☐

감염

r. 폐렴 ☐
s. 지난 30일 동안 요로감염 ☐

기타

t. 암 ☐
u. 당뇨 ☐

2. 기타 질병 진단

	진단명	질병 코드	한국 표준질병·사인분류(ICD 코드)
a.	________	☐	☐☐☐☐ • ☐☐☐
b.	________	☐	☐☐☐☐ • ☐☐☐
c.	________	☐	☐☐☐☐ • ☐☐☐
d.	________	☐	☐☐☐☐ • ☐☐☐
e.	________	☐	☐☐☐☐ • ☐☐☐
f.	________	☐	☐☐☐☐ • ☐☐☐

[주: 다른 질병 진단을 기재하기 위해 필요하면 줄을 추가할 것]

Section J. 건강 상태

1. 낙상 ☐
- **0** 지난 90일 이내 없었음
- **1** 지난 30일 이내 없었으나, 31~90일 사이에 있었음
- **2** 지난 30일 이내에 한 번 있었음
- **3** 지난 30일 이내 두 번 이상 있었음

2. 최근 낙상 ☐
[주: 마지막 평가가 30일보다 이전에 있었거나 본 평가가 최초 평가일 경우에는 생략]
- **0** 아니요, 지난 30일 이내 낙상 없었음
- **1** 예, 지난 30일 이내 낙상 있었음
- ☞ 해당 없는 경우(최초 평가이거나 또는 마지막 평가 이후 30일 이상 지남) 빈칸으로 둠

3. 문제 빈도
지난 3일 이내에 발생한 문제 상황을 기초로 평가
- **0** 없음
- **1** 있으나 지난 3일간 나타나지 않음
- **2** 지난 3일 중 하루 나타남
- **3** 지난 3일 중 이틀 나타남
- **4** 지난 3일 중 매일 나타남

균형
- a. 도움 없이는 스스로 일어서기 어렵거나 일어서지 못함 ☐
- b. 서 있는 상태에서 몸을 돌려 반대 방향을 보는 것이 어렵거나 그렇게 하지 못함 ☐
- c. 어지러움 ☐
- d. 불안정한 걸음걸이 ☐

심장/호흡기계
- e. 흉통 ☐
- f. 기도분비물 배출에 어려움 ☐

정신과적
- g. 비정상 사고 과정[예: 연상이완(loosening of associations), 사고의 단절, 비약, 이탈(tangentiality), 우원증(circumstantiality)] ☐
- h. 망상 — 고착화된 잘못된 믿음 ☐
- i. 환각 — 잘못된 감각 지각 ☐

신경학적
- j. 실어증(aphasia) ☐

소화기계
- k. 위산 역류 — 위에서 인후로 위산이 역류함 ☐
- l. 변비 — 지난 3일 동안 배변 활동이 없거나 딱딱한 대변으로 인해 배출이 어려움 ☐
- m. 설사 ☐
- n. 구토 ☐

수면 문제
- o. 수면을 시작하거나 유지하기 어려움, 너무 쉽게 잠을 깨거나 안절부절못함, 숙면 못 취함 ☐
- p. 과도한 수면 — 정상 기능을 방해하는 정도의 많은 양의 수면 ☐

기타
- q. 흡인(aspiration) ☐
- r. 발열 ☐
- s. 위장관계 출혈 또는 비뇨생식기계 출혈 ☐
- t. 위생 — 심한 위생불량, 매우 단정치 못하고 엉클어짐 ☐
- u. 말초부종 ☐

4. 호흡곤란 ☐
- **0** 증상 없음
- **1** 휴식 시에는 증상 없으나, 중간 정도의 활동 시에는 증상 있음
- **2** 휴식 시에는 증상 없으나, 평상시 일상 활동을 할 시에는 증상 있음
- **3** 휴식 시에도 증상 있음

5. 피로 ☐
일상 활동(예: ADL, IADL)을 수행할 수 없는 상태
- **0 없음**
- **1 최소한** — 기력은 감소했으나, 일상 활동은 완전히 수행함
- **2 중간 정도** — 기력의 감소로 인해, 일상 활동을 완전히 마칠 수 없음
- **3 심한 피로** — 기력의 감소로 인해, 일부 일상 활동을 시작할 수 없음
- **4 어떤 일상 활동도 시작할 수 없음** — 기력의 감소로 인함

6. 통증 증상
[주: 항상 평가대상자에게 통증의 빈도, 강도, 조절에 대해 물어볼 것. 대상자를 관찰하고 대상자와 접촉이 있는 사람에게 물어볼 것]

a. **통증을 호소하거나 통증이 있음이 드러나는 빈도**(얼굴을 찡그리거나, 이를 악물거나, 신음을 내거나, 만졌을 때 움츠러드는 등 통증이 있음을 알 수 있는 비언어적 표시를 모두 포함) ☐
- **0** 통증 없음
- **1** 통증이 있으나, 지난 3일간 나타나지 않음
- **2** 지난 3일 중 1~2일간 나타남
- **3** 지난 3일 동안 매일 나타남

b. **현재 있는 가장 심한 통증의 강도** ☐
- **0** 통증 없음
- **1** 약한 통증
- **2** 중간 정도의 통증
- **3** 심한 통증
- **4** 끔찍하거나 극심한 통증

c. **통증의 지속 정도** ☐
- **0** 통증 없음
- **1** 지난 3일 동안 단 한 번 있었음
- **2** 간헐적임
- **3** 지속적임

d. **돌발적 통증(breakthrough pain)** — 지난 3일 동안 갑작스럽게 발생한 극심한 급성 통증을 경험한 적이 있는가 ☐
- **0** 없음 **1** 있음

e. **통증의 조절** — 통증을 조절하기 위한 현재의 치료 방법의 적합성(평가대상자의 관점에서) ☐
0 통증 문제 없음
1 현재 통증은 견딜만 함. 통증 치료를 시작, 변경할 필요 없음
2 현재 치료 방법으로 통증이 적절히 조절되고 있음
3 현재 치료 방법을 잘 따를 경우 통증이 잘 조절되나, 때때로 처방에 따르지 않음
4 현재 치료 방법을 따르긴 하지만, 통증이 적절히 조절되지 않음
5 현재 통증 치료 방법을 따르지 않음. 통증이 적절히 조절되지 않음

7. 상태의 불안정성
0 아니요 **1** 예
a. 현재의 질병이나 상태가 인지, 일상생활, 정서, 행동 양상 등을 불안정하게 만듦(변동, 위태, 악화) ☐
b. 급성적 문제를 경험하거나 만성적 또는 재발성 문제의 악화 ☐
c. 생존 기간이 6개월 이하의 말기 질환 상태 ☐

8. 스스로 표현한 건강 상태 ☐
질문: "전반적으로 본인의 건강 상태가 어떻다고 평가하세요?"
0 매우 좋음
1 좋음
2 보통
3 나쁨
8 응답 불가(혹은 거부)

9. 담배와 술
a. 매일 흡연 여부 ☐
0 아니요
1 보통 매일 흡연 하나, 지난 3일간은 피우지 않음
2 예
b. 음주 여부 — 지난 14일 중 어느 "한자리에서" 마신 최대 잔 수 ☐
0 아니요
1 1잔
2 2~4잔
3 5잔 이상

Section K. 구강과 영양 상태

1. 신장과 체중
지난 30일 이내의 측정치 중 가장 최근 것 기재
a. **신장**: ☐☐☐cm
b. **체중**: ☐☐☐kg

2. 영양 관련 문제
0 없음 **1** 있음
a. 지난 30일 이내 5% 이상 또는 지난 180일 이내 10% 이상의 체중 감소 ☐
b. 탈수 또는 BUN/Cr > 25 ☐
c. 하루 1,000cc 미만의 수분 섭취 ☐
d. 수분 배출이 섭취를 초과 ☐

3. 영양 섭취 방법 ☐
0 정상 — 모든 종류의 음식을 삼킴
1 제한이 있으나 독립적임
(예: 유동식은 조금씩 마시며, 제한된 고형식을 함. 식이 변경의 필요성은 없어 보임)
2 고형식을 삼키려면 식이 변경이 필요함
[예: 기계적 식이(다지거나 으깨거나 갈은 음식 등) 또는 특정 음식만 섭취할 수 있음]
3 유동식을 삼키려면 식이 변경이 필요함
(예: 걸쭉한 유동식)
4 다지거나 으깬 고형식과 걸쭉한 유동식만 삼킬 수 있음
5 경구와 비경구/관 영양을 같이함
6 비위관 영양 섭취만(nasogastric tube feeding only)
7 위루관만(abdominal feeding tube only)
[예: 경피적 내시경위루관(PEG tube)]
8 비경구 영양만(parenteral feeding only)
(TPN 같은 모든 종류의 비경구 영양 포함)
9 평가 기간 동안 영양 섭취가 없었음

4. 치아 또는 구강
0 아니요 **1** 예
a. 의치 착용(탈부착 인공보철물) ☐
b. 부러졌거나, 조각나거나, 흔들리는 등 온전하지 않은 치아들이 있음 ☐
c. 구강 건조를 보고함 ☐
d. 씹는 데 어려움이 있음을 보고함 ☐

Section L. 피부 상태

1. 가장 심한 압박성 궤양(욕창) 부위의 단계 ☐
0 압박성 궤양 없음
1 피부에 지속적인 발적 있는 부위 있음
2 피부층의 일부 손실이 있음
3 피부에 깊게 파인 부분(crater)이 있음
4 근육 또는 뼈가 보이는 피부 파열이 있음
5 기재 불가[예: 괴사된 가피(necrotic eschar)로 덮여 있음]

2. 압박성 궤양 과거력 ☐
0 없음 **1** 있음

3. 압박성 궤양 이외의 피부 궤양 존재 여부(예: 정맥성 궤양, 동맥성 궤양, 정맥-동맥 혼합 궤양, 당뇨병성 족부 궤양) ☐
0 없음 **1** 있음

4. 압박성 궤양 이외의 주요 피부 문제(예: 병변, 2~3도 화상, 회복 중인 외과적 수술 부위) ☐
0 없음 **1** 있음

5. 찢어지거나 베인 피부 상처(예: 수술 상처 제외) ☐
0 없음 **1** 있음

6. 기타 피부 문제나 피부 상태 변화[예: 멍, 발적, 소양증, 반점(mottling), 대상포진, 간찰진(intertrigo), 습진] ☐
0 없음 **1** 있음

7. 족부 문제[예: 건막류(bunions), 망치족지(hammer toes), 발가락 겹침(overlapping toes), 구조적 문제(structural problems), 감염, 궤양] ☐
0 족부 문제 없음
1 족부 문제가 있으나, 걷는 데에 지장 없음
2 족부 문제가 있어, 걷는 데에 지장을 줌
3 족부 문제로 인해 걷지 못함
4 족부 문제가 있으며, 다른 이유들로 인해 걷지 못함

Section M. 투약

1. 복용하고 있는 모든 약 목록
지난 3일 이내에 복용한 처방약, 비처방약을 모두 기재
[주: 가능하면 전자의무 기록을 이용하도록 하되, 꼭 필요한 경우만 손으로 기재]
각 약물 기록에 대해:

a. **약품명**

b. **용량** — 0.5, 5, 150, 300과 같이 양수여야 함
[주: 소수점 이후 자리값 표기를 위한 0은 기재하지 말 것 (예: 3mg(O), 3.0mg(X)), 소수점 이전의 0은 꼭 기재할 것 (예: 0.3mg(O), .3mg(X))]

c. **단위** — 다음의 목록을 이용하여 기재
gtts, mEq, puffs, gm, mg, %, L, ml, units, mcg, oz, oth(기타)

d. **투여 경로** — 다음의 목록을 이용하여 기재
PO(경구), **REC**(직장), **ET**(경관), **SL**(설하), **TOP**(국소), **TD**(경피), **IM**(근육내), **IH**(흡입), **EYE**(눈), **IV**(정맥내), **NAS**(코), **OTH**(기타), **Sub-Q**(피하)

e. **빈도** — 하루, 일주 또는 1개월간 투약이 수행된 횟수를 다음 목록을 이용하여 기재
Q1H(한 시간에 한 번), **Q2H**(두 시간에 한 번), **Q3H**(세 시간에 한 번), **Q4H**(네 시간에 한 번), **Q6H**(여섯 시간에 한 번), **Q8H**(여덟 시간에 한 번), **Daily**(하루에 한 번), **BED**(자기 전), **BID**(하루에 두 번), **TID**(하루에 세 번), **QID**(하루에 네 번), **5D**(하루에 다섯 번), **Q2D**(이틀에 한 번), **Q3D**(사흘에 한 번), **Weekly**(일주일에 한 번), **2W**(일주일에 두 번), **3W**(일주일에 세 번), **4W**(일주일에 네 번), **5W**(일주일에 다섯 번), **6W**(일주일에 여섯 번), **1M**(한 달에 한 번), **2M**(한 달에 두 번), **OTH**(기타)

f. **PRN**(필요시 투여)
0 없음 **1** 있음

g. **처방 여부**
0 아니요 **1** 예

a. 약품명	b. 용량	c. 단위	d. 투여 경로	e. 빈도	f. PRN	g. 처방 여부
1.						
2.						
3.						
4.						
5.						

[주: 사용된 다른 약품을 기재하기 위해 필요하면 줄을 추가]

2. 약물 알레르기 ☐
0 아는 한 없음 **1** 있음

3. 의사 처방 약물복용에 대한 순응도 ☐
0 항상 처방된 약물을 잘 복용함
1 80% 이상 잘 복용함
2 처방 약품 미구입 등의 이유로 80% 미만으로 복용함
8 처방 약물이 없음

Section N. 치료 및 처치

1. 예방
0 아니요 **1** 예

a. 지난 1년 이내에 혈압을 측정함 ☐
b. 지난 5년 이내에 대장내시경 검사를 받음 ☐
c. 지난 1년 이내에 치아 검진을 받음 ☐
d. 지난 1년 이내에 안과 검진을 받음 ☐
e. 지난 2년 이내에 청력 검사를 받음 ☐
f. 지난 1년 이내에 인플루엔자 예방접종을 함 ☐
g. 지난 2년 이내에 유방 방사선검사 또는 유방 검진을 받음(여성만) ☐
h. 지난 5년 이내에 또는 65세 이후에 폐렴 예방접종을 함 ☐

2. 지난 3일 동안 받았거나 계획되었던 치료와 프로그램(마지막 평가가 지난 3일 이내에 이루어졌다면 마지막 평가 이후를 기준으로)
0 의사 처방도, 수행된 것도 없음
1 의사 처방은 있었으나, 수행되지 않음
2 지난 3일 동안 1~2일
3 지난 3일 동안 매일

치료
a. 항암 화학 치료 ☐
b. 투석 ☐
c. 감염 관리(예: 격리) ☐
d. 정맥내 투약(IV medication) ☐
e. 산소요법 ☐
f. 방사선치료 ☐
g. 흡인 ☐
h. 기관절개관 관리 ☐
i. 수혈 ☐
j. 인공호흡기 또는 호흡 보조 기구 ☐
k. 상처간호 ☐

프로그램
l. 배뇨 훈련 프로그램 ☐
m. 완화 케어 프로그램 ☐
n. 체위 변경 프로그램 ☐

3. 공식적 서비스
지난 7일간(지난 평가 또는 입원한 지 7일 이하인 경우, 지난 평가 또는 입원일 기준으로) 치료 또는 케어를 받은 일수(A)와 분 수(B)를 기재

	일수 (A)	지난 주 총분(B)		
a. 방문 요양				
b. 방문 간호				
c. 가사 도우미				
d. 식사 배달		▒	▒	▒
e. 물리 치료				
f. 작업 치료				
g. 언어 치료 및 청각 서비스				
h. 심리 치료(면허 소지 정신건강 전문가에 의한)				

4. 병원 이용, 응급실 이용, 의사 방문
지난 90일 동안(마지막 평가가 90일 이내라면, 마지막 평가 이후) 이용 횟수 기재
a. 하룻밤 이상 급성기 병원 입원 ☐☐
b. 응급실 방문(하룻밤 이상 머문 경우 제외) ☐☐
c. 의사 방문 ☐☐

5. 물리적 억제 — 팔다리 억제대, 침대 난간, 앉을 때 의자 억제대 사용 ☐
0 아니요 **1** 예

Section O. 책임

1. 법정 후견인 ☐
0 없음 **1** 있음

Section P. 사회적 지지

1. 2명의 주요 비공식 도움제공자
a. **평가대상자와의 관계** (도움제공자 1 2) ☐☐
1 자녀 또는 자녀의 배우자
2 배우자
3 파트너/중요 관계자(significant other)
4 부모/보호자
5 형제/자매
6 기타 친척
7 친구
8 이웃
9 비공식 도움제공자 없음
b. **평가대상자와의 동거 여부** (도움제공자 1 2) ☐☐
0 아니요
1 예, 6개월 미만
2 예, 6개월 이상
8 비공식 도움제공자 없음

지난 3일 동안 제공받은 비공식 도움 영역
0 없음
1 있음
8 비공식 도움제공자 없음

(도움제공자 1 2)
c. **도구적 일상생활활동(IADL) 도움** ☐☐
d. **일상생활활동(ADL) 도움** ☐☐

2. 비공식 도움제공자 상태
0 아니요 **1** 예
a. 비공식 도움제공자가 케어 활동을 지속하기 어려움 (예: 도움제공자의 건강 악화로 인해 케어 제공 지속 어려움) ☐
b. 일차 비공식적 도움제공자가 좌절, 분노, 우울 등의 감정을 표현함 ☐
c. 가족이나 가까운 친구들이 대상자의 질병을 감당 못하겠다고 느낌을 표현함 ☐

3. 지난 3일간 비공식적 서비스 및 적극적 모니터링에 소요된 시간 ☐☐
지난 3일 동안 IADL, ADL을 수행하기 위해 가족, 친구, 이웃들로부터 도움을 받았던 총시간을 기재

4. 굳건하고 지지적인 가족과의 관계 ☐
0 아니요 **1** 예

Section Q. 환경 평가

1. 가정환경
다음에서 가정환경에 해롭거나 거주하기 어렵게 하는 것들을 기재 (기관에 임시로 입소해 있다면, 가정 방문 시 평가를 기초로 기록)
0 아니요 **1** 예
a. **집의 파손**(예: 위험할 정도로 집안이 어질러져 있음. 거실, 침실, 부엌, 화장실, 복도 등의 조명이 불충분하거나 없음. 바닥에 구멍 있음. 누수되고 있는 수도관) ☐
b. **매우 불결한 상태**(예: 지극히 더러움. 쥐나 벌레가 많음) ☐
c. **불충분한 난방 또는 냉방**(예: 여름에 너무 덥고 겨울에 너무 추움) ☐
d. **취약한 개인 안전**(예: 폭력의 두려움. 우편함이나 이웃집 방문 시 안전 문제. 주변 도로의 교통량 많음) ☐
e. **집 또는 집의 방 안으로 이동 제한**(예: 집을 드나드는 데 어려움. 계단을 오를 수 없음. 방 안에서 이동이 어려움. 필요한 난간이 없음) ☐

2. 장애가 있는 사람들에게 적합하도록 재설계된 집이나 아파트에서 거주하고 있는가 ☐
0 아니요 **1** 예

3. 실외 환경
0 아니요 **1** 예
a. **응급 상황 발생 시 도움을 받을 수 있는가** (예: 전화, 응급경보 시스템) ☐
b. **식료품점이 도움 없이 갈 수 있는 위치에 있는가** ☐
c. **식료품을 가정에서 배달 받을 수 있는가** ☐

4. 재정 ☐
지난 30일간 재정 부족으로 인해 적절한 의식주, 처방된 약, 충분한 냉난방, 필요한 의료 서비스 이용 등에 있어서 제한을 받았는가
0 아니요 **1** 예

Section R. 서비스 종료 가능성 및 전반적 상태

1. 지난 90일 동안 케어의 목표가 한 가지 이상 달성되었는가 (마지막 평가가 90일 이전에 이루어졌다면 마지막 평가 이후로) ☐
0 아니요 **1** 예

2. 지난 90일 전과 비교해 전반적인 자립도가 유의미하게 변화했는가(마지막 평가가 90일 이전에 이루어졌다면 마지막 평가 이후로) ☐
0 개선됨(Section S로 이동)
1 변화 없음(Section S로 이동)
2 악화됨

> 위의 2번 문항에 "악화됨"이라고 기재한 경우에는 다음 3개 문항에 응답할 것 — 그 외 경우에는 Section S로 넘어갈 것

3. 10개의 ADL 중 악화되기 이전에 대상자가 독립적으로 수행할 수 있었던 활동의 개수 ☐☐

4. 8개의 IADL 중 악화되기 이전에 대상자가 독립적으로 수행할 수 있었던 활동의 개수 ☐☐

5. 이러한 악화를 촉발시킨 사건이나 관련된 문제가 시작된 때 ☐

0 지난 7일 중
1 8~14일 전
2 15~30일 전
3 31~60일 전
4 61일 이전
8 촉발시킨 확실한 사건이 없었음

Section S. 서비스 종료 *[주. 서비스 종료 시에만 Section S 작성]*

1. 서비스 종료일: ☐☐☐☐년 ☐☐월 ☐☐일

2. 서비스 종료 시 거주 및 생활 상태 [예 — 한국] ☐☐

1 개인주택/아파트/전·월세
2 양로시설/노인공동생활가정
3 지원주거(assisted living) 혹은 준독립주거(semi-independent living)
4 정신보건 거주지(예: 정신질환자 그룹홈)
5 신체장애인 그룹홈
6 지적장애인 거주지
7 정신병원/병동
8 노숙(쉼터 이용하든 하지 않든)
9 장기요양시설(너싱홈/노인요양공동생활가정)
10 재활병원/병동
11 호스피스 시설/완화 케어 병동
12 급성기 병원
13 교정 시설
14 기타
15 사망
16 요양병원

Section T. 평가 정보

이 평가를 완성한 사람(코디네이터)의 서명

1. 평가자 서명: ______________________.

2. 평가 종료일: ☐☐☐☐년 ☐☐월 ☐☐일

역자

김홍수

서울대학교 간호대학과 보건대학원을 졸업하고, 미국 뉴욕대(New York University)에서 박사학위를 받은 후 미국 뉴욕대 간호대학 조교수를 거쳐 현재 서울대학교 보건대학원 부교수로 근무하고 있다.

주요 연구 분야는 보건 서비스 및 성과 연구, 노인여성가족보건, 장기요양, 만성건강문제와 보건시스템이다. 현 한국장기요양학회 학술이사, interRAI Associate Fellow이다.

interRAI 홈케어 (HC)
평가 도구 및 매뉴얼

발행처	서울대학교출판문화원
발행인	오연천
저 자	John N. Morris 외
역 자	김홍수
초판 1쇄 인쇄	2013년 10월 25일
초판 1쇄 발행	2013년 10월 30일
출판등록	제15-3호
주소	서울특별시 관악구 관악로 1 우편번호 151-742
대표전화	02-880-5252
팩스	02-888-4148
마케팅팀(판매상담)	02-889-4424, 02-880-7995
이메일	snubook@snu.ac.kr
홈페이지	www.snupress.com
영문홈페이지	eng.snupress.com

ISBN 978-89-521-1423-5 94510
978-89-521-1421-1 94510 (세트)